本书为山东省社会科学规划研究项目（15CLSJ10）

山东大学齐鲁医院文化建设系列丛书

山东现代护理
起源与发展

吕军 曹英娟 主编

The Origin and
Development of
Modern Nursing
in Shandong

山东大学出版社

图书在版编目(CIP)数据

山东现代护理起源与发展/吕军,曹英娟主编.
—济南:山东大学出版社,2019.8
(山东大学齐鲁医院文化建设系列丛书)
ISBN 978-7-5607-6434-4

Ⅰ.①山…　Ⅱ.①吕…　②曹…　Ⅲ.①护理学-医学
史-山东-现代　Ⅳ.①R47-092

中国版本图书馆 CIP 数据核字(2019)第 205135 号

策划编辑:刘　彤
责任编辑:徐　翔
封面设计:牛　钧

出版发行:山东大学出版社
　　　　社　　址　山东省济南市山大南路 20 号
　　　　邮　　编　250100
　　　　电　　话　市场部(0531)88363008
经　　销:新华书店
印　　刷:山东和平商务有限公司
规　　格:700 毫米×1000 毫米　1/16
　　　　　8.25 印张　130 千字
版　　次:2019 年 8 月第 1 版
印　　次:2019 年 8 月第 1 次印刷
定　　价:38.00 元

《山东现代护理起源与发展》
编委会

主　编　吕　军　曹英娟

副主编　焦建芬　李　静　张　敏　李　苹

参　编　(以姓氏笔画为序)：

卜丽娟　于书卷　马春景　王　彤

申　林　吕晓燕　米文杰　杨　萍

李玉芹　李亚婷　怀宝莎　夏京花

高丹璎　郭卫婷　崔乃雪　蒲林哲

谭　然　薛友儒　薛文琦

序一

　　《山东现代护理起源与发展》是一部介绍现代护理起源与发展的著作，虽然地域界定在山东，但从中也可以看出我国现代护理科学兴起的梗概。书中用信息量极其丰富的文字和图片帮助我们更深刻地了解我国现代护理的发展史，为护理人了解自己的历史开了一扇窗，对更深入探讨护理与社会、科技、文化和经济的联系，更全面把握护理学的发展进程大有裨益。

　　"三分治疗，七分护理"，护理工作作为医疗卫生工作的重要组成部分，在病人康复过程中具有不可替代的作用。目前对现代护理的研究涉及方方面面，包括护理政策、护理管理、护理教育、护理质量、专科护理等，但是对现代护理发展史的研究尚处在起步阶段，从山东的护理史研究来看，仅有零星的研究文章散见于学术期刊，更无系统的专著问世。本书通过详实的文字史料和图片，为我们清晰地展现了山东省现代护理学的发展轨迹，使得护理学研究中护理史的研究内容逐渐饱满起来。

　　德国哲学家、科学教育学的奠基人赫尔巴特曾经说过："历史应是人类的老师。"大到一个国家、一个民族的兴亡史，小到一个行业、一个单位的发展史，我们都可以从中学习到许多人生哲理，从而扩大知识面，增长知识，丰富头脑，树立正确的人生观、价值观、世界观。读《山东现代护理起源与发展》一书，不仅可以了解山东现代护理的过去和现在，通过读史更能提升广大护理工作者对职业的认同感、自豪感，让大家对人生有更深刻的感悟，更加认同和接受护理职业所要求的奉献和仁爱理念，从而更加热爱护理事业，切实把"敬佑生命、救死扶伤、甘于奉献、大爱无疆"的职业精神落实到行动中。

　　"文明因交流而多彩，因互鉴而丰富"，现代护理在中国的兴起和发展正是东西方文明交流互鉴的结果。本书通过对山东现代护理发展脉络的勾勒,为我们呈现了一幅东西方文明平等、包容、和谐共生、交流互鉴的美好画面。苏紫兰、道德贞这些南丁格尔的信徒在带给古老的中国现代医学文明的同时,也深深地为五千年璀璨的中华文明所折服,身上也打上了中华文明的印记,这从她们取的中文名字就可以看出。希望本书的出版,能对促进山东大学与国外一流高校在人文护理研究、交流方面有所帮助。

只有研究历史,才能更好地洞察现在;只有尊重历史,才能在不断推进事业发展中走向未来。本书付梓之际,谨陈数语,弁于简端,是为序。

山东大学齐鲁医学院党工委书记、齐鲁医院党委书记　侯俊平

2019 年 7 月

序
二

在美国首都华盛顿宾夕法尼亚大道的国家档案馆后面有一座雕像,一位坐着的妇女在膝上放着一本打开的书,雕像的底座上有一句铭文:"过去昭示未来。"

过去的事情就是历史。"史者何? 记述人类社会赓续活动之体相,校其总成绩,求得其因果关系,以为现代一般人活动之资鉴者也",历史是最好的老师,读史使人明智。习近平同志曾经说过:"历史的作用,无外乎两个方面:一是避免错误的再次发生,此所谓'前车之覆后车之鉴''前事不忘后事之师';二是促进事物的良性循环,此所谓'克绍其裘、继往开来'。"

自有人类以来就有护理,护理是人们谋求生存的本能和需要,从某种意义上讲,护理的历史与人类的历史一样漫长。自 20 世纪 30 年代以后,我国的医学史研究逐渐开展起来,陆续建立了一批专业的医学史研究队伍,成立了医学史的专门研究机构,今天,医学史已经成为医学生的一门必修课。然而令人遗憾的是,对与临床医学同为一级学科的护理学的发展史的研究却差强人意,尚无一本规范的护理学史教材,更无论在护理学教育中开设护理学史这门课程了。

严格意义上的护理滥觞于19世纪西方国家摆脱宗教控制后出现的世俗化医院,护理成为一门独立的学科则肇始于1860年南丁格尔建立的南丁格尔护士训练学校。南丁格尔式护理在中国的兴起则是西学东渐的产物,是传教士"藉医传教"的衍生。而其植根于齐鲁大地则可以追溯到1910年英国人劳根女士在青州广德医院创办的护士学校,后劳根到济南并于1915年创办山东基督教共合医道学堂附设护士学校。当时,传教士在山东创办的规模较大、较有代表性的护士学校有山东基督教共合医道学堂附设护士学校(后称齐鲁护士学校)、烟台毓璜顶护士学校、苏氏护士学校和青州广德医院护士学校等。

对于护理发展史的研究，目前尚处于起步阶段，较有代表性的著作有王琇瑛编著的《护理发展简史》(1987 年出版)、台湾慈济护专的张芙美编著的《护理学史》(1992 年出版)、张芙美的《台湾护理学史》(2008 年出版)、姜月平等编著的《天津近代护理发展史研究》(2016 年出版)。前两者为通史性的护理史著作，后两者则是叙述护理学在某一地域发展的史学著作。山东作为经济大省，医学、护理学的发展也走在全国的前列，但令人遗憾的是，迄今为止，尚没有专门研究山东护理发展史的著作问世，《山东现代护理起源与发展》一书的出版正好填补了这一空白。本书从医护一体的护理起源，到现代护理引入中国，再到山东现代护理事业发展，推本溯源、信而有征、数往知来、脉络清晰，忠实地记录了现代护理事业在山东的发展轨迹，是对中国护理发展史研究的有益补充。

本书的编写者们是一群工作在临床一线的护理工作者，史学对于他们来讲是一门完全陌生的专业，编写这样一部史学著作，是一种创新，更是一种尝试，其艰难可想而知。但他们坚信笃行方能致远，凭着一种咬定青山不放松的执著和坚韧，一步一个脚印，终于完成了本书的创作。由于专业所限、经验不足、时间仓促，书中挂一漏万之处在所难免，真诚期待海内外方家和读者朋友不吝赐教。

山东大学齐鲁医院院长　陈玉国

2019 年 7 月

序
三

真正热爱一份职业,就会想认识她、了解她、研究她。知道她从哪里来,才能更好地去传承她。南丁格尔的事迹不会因为时间流逝而被淡忘,现代护理起源与发展中的种种事迹也不会随时间流逝。作为护理人倍加珍惜的精神财富,护理史的研究能够更好地帮助我们珍藏和保存这份回忆。

齐鲁大地是最早出现近代医学和近代护理学的地区之一,护理伴随着近代医学和西式医院传入中国而成为一个新兴职业。经过百余年的发展,山东的护理事业既传承了医学传教士的历史积淀,又发展出了自己的特色,无论从护理管理、护理教育、护理理念、护理模式、护理组织、人力资源等都有了新的亮点。但是直到现在,只有少数专家涉足山东现代医学史的研究,对山东护理史的回顾和研究还是一个空白。这与我省护理的发展历史和在全国的地位是不相符的,因此,开展现代护理发展史的研究是十分必要的。

我们对某事物以往历史的好奇是与生俱来的。我们关注一个事物,就想知道它过去发生的一切,这就是兴趣。兴趣对于一位研究者来说,至关重要,它可以让研究做得更深入、更丰富、更透彻。护理学,确切地说是“人”学,它带有充沛的感性和人文特质,同样也有着丰富的历史背景。作为一位护理人,护理起源与发展是曹英娟教授的兴趣所在,护理的发展历史经历了哪些阶段?护理事业发展的规律和趋势是什么?在护理学发展的过程中有哪些显著的贡献?如何以史为鉴做好现在的护理工作?本书以历史为切入点,从医护一体的护理起源,到现代护理引入中国,再到山东现代护理事业发展的详细分析与描述,脉络清晰,史实结合,忠实地记录下现代护理事业在山东的发展足迹。

《山东现代护理起源与发展》一书不仅可以补充我省护理史研究的空白,更能在研究中发现优势和不足,对山东乃至全国的护理事业的发展都有借鉴意义。研究历史可以重温过去,也可以站在新的起点去展望未来,不仅可以指导护理事业的发展,也可以丰富我省医学史研究的内容,对医学和护理学的教育和行业发展都能起到积极的推动作用。

目前,山东省的护理学发展已经进入快速发展时期,愿护理同仁以史为鉴,珍惜历史留给我们的宝贵遗产,让山东的护理学为我国护理学科的发展、为人类的健康事业做出更大的贡献!

山东省护理学会理事长 刘玉芹

2019 年 5 月

序
四

Although the foundations of caregiving and medicine are deeply entrenched in Chinese society, the theoretical basis and practice of contemporary nursing was first introduced into China in 1884, primarily through missionaries. This new philosophy of nursing was largely based on the thoughts of Florence Nightingale and trends in emerging technology, innovation and science. It was also strongly influenced by religious organizations.

Understanding our past is critical for shaping our future. Within the context of an aging population, increasing burden of chronic conditions and marked social changes, modern Chinese nursing is critically important in shaping the well-being of the nation, so appreciating historical foundations is critically important.

Nursing in Shandong province has been strongly influential in the rapidly developing nursing profession in China. This thoughtful and inspiring book takes us through the journey of nursing, from Harriet Robina Sutherland, the first Canadian missionary nurse to China, arriving in Shandong in 1888, through to modern times where nurses are leading the way in implementing evidence based practice and advancing nursing science.

This text is effective in documenting and chronically the past. This scholarly discourse is highly influential in shaping and forming Chinese nursing for the future. Through capturing unique Chinese values and drawing from experiences and emerging science- the nurses of Shandong are poised as leaders to advance health care.

P. Davidson.

Patricia M. Davidson, PhD, MEd, RN, FAAN
Dean & Professor
Johns Hopkins School of Nursing

在中国,医疗、照护的理念虽古已有之,但现代护理的模式和理论却是在近代由传教士引入中国的。中国现代护理学理论的建立和实践肇端于1884年,这种新的护理理念是以弗洛伦斯·南丁格尔(Florence Nightingale)的思想和新的科学技术的产生及发展为基础,同时也深受宗教的影响。

鉴古知今,了解过去,我们才能把握现在,才能更好地塑造未来。在人口老龄化程度持续加深,慢性病所造成的负担越来越重,经济社会环境发生显著变化的背景下,护理事业的不断发展将会极大地促进中国社会民生福祉的持续改善,而了解护理学历史的脉络对推动护理事业的发展至关重要。

山东护理的起源与发展对推动整个中国护理的快速发展有重要影响。这本内容翔实、引人深思的书本带我们走过了这段护理的发展历程:从1888年第一位加拿大传教士护士苏紫兰(Harriet Robina Sutherland)到达山东,直到近代护士们践行循证实践理念和引领护理学科前进的路程。

本书客观真实地梳理了历史,对塑造中国未来护理有重要的学术影响。山东的护士们在继承他们前辈独特的中国价值观基础上,借鉴历史经验,学习新兴科学技术,他们必将成为推动医疗卫生领域的领导者。

Patricia M. Davidson

护理学博士,教育学硕士,护士,美国护理科学院院士

美国约翰·霍普金斯大学护理学院院长、教授

目录

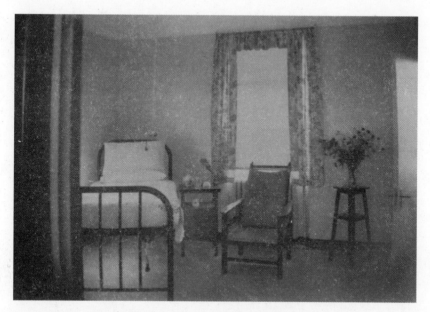

早期医院病房（1930 年，齐鲁大学医院病房一角）

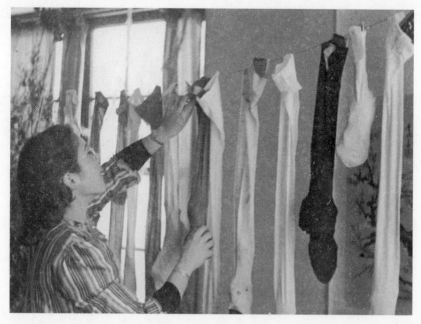

为护士准备圣诞礼物（1941 年，齐鲁大学妇女部主任为护士们准备圣诞礼物）

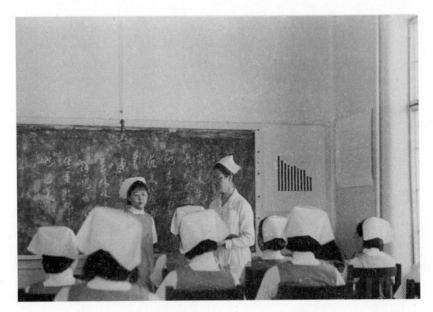

护校的营养课堂（1941 年，齐鲁大学护士学校）

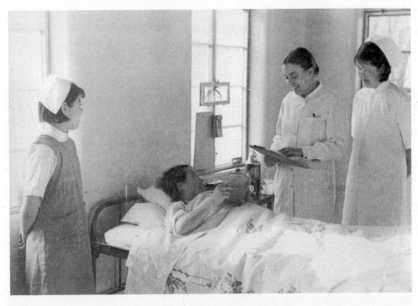

医护查房（1941 年，齐鲁大学医院）

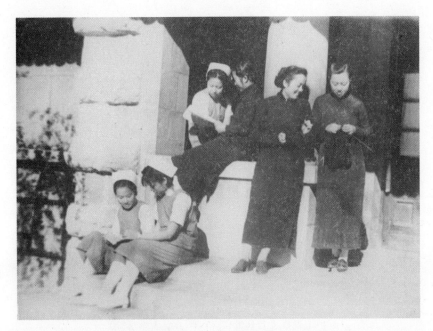

护士工间休息（1941年，齐鲁大学护士学校）

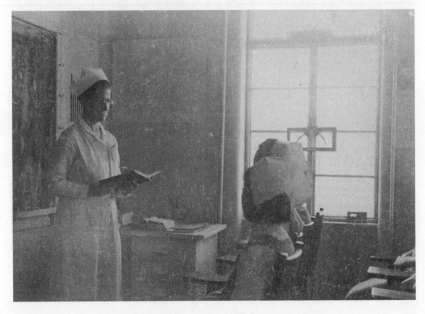

护校的理论授课（1941年，齐鲁大学护士学校）

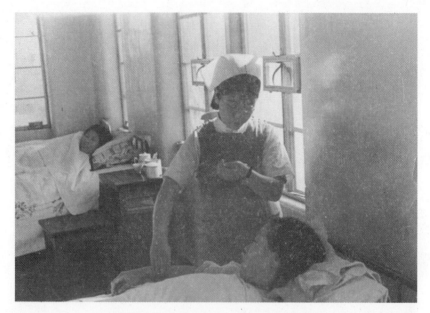

护士观察患者病情（1941年，齐鲁大学医院）

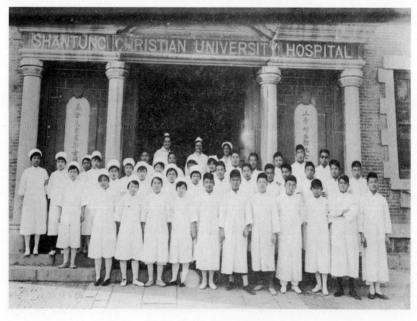

护士与护生合影（1930年，齐鲁大学医院）

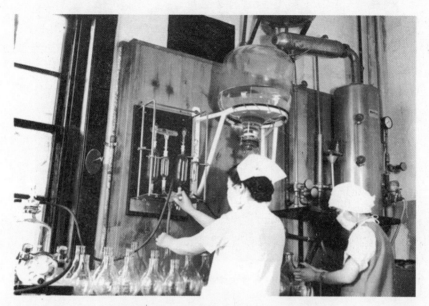

医院消毒供应中心（1930年，齐鲁大学医院）

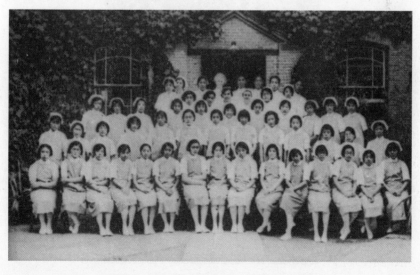

1929～1930年齐鲁大学护校学生合影

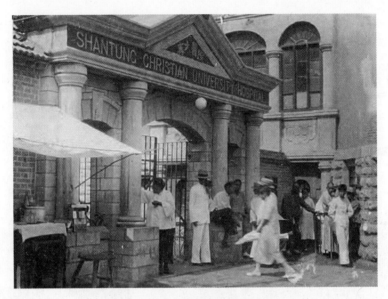

齐鲁大学医院大门

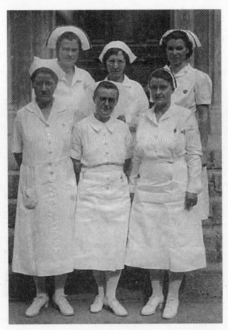

20 世纪 30 年代在齐鲁大学医院工作的外国护士
（后排右一为后来关押在日军集中营的加拿大护士 Betty）

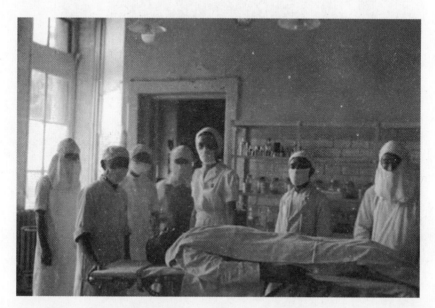

手术室医护人员（1930年，齐鲁大学医院）

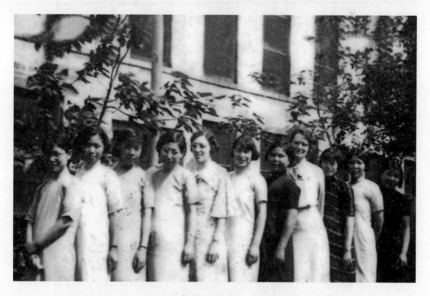

华美医院职工

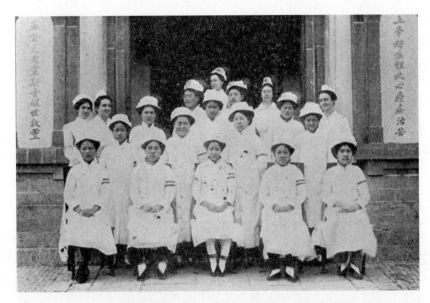

医院护士合影(1921年,齐鲁大学护士学校)

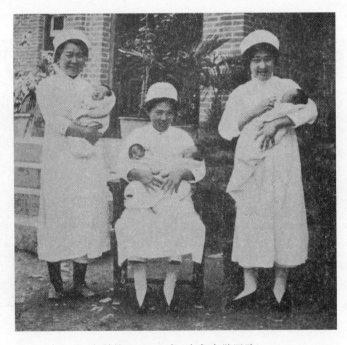

产科护士(1923年,齐鲁大学医院)

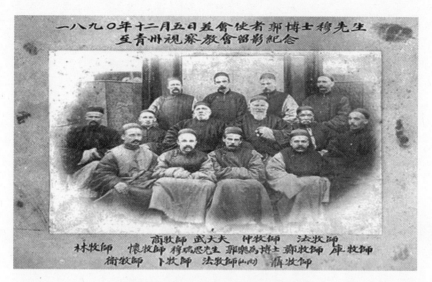

武成献（后排左二）等人于山东青州合影

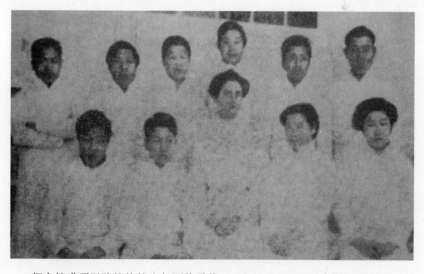

烟台毓璜顶医院护校护生与阿德雷德（Adelaide Primrose）合影（1915 年）

第一章　医护一体的古代护理

第一节　西方古代医学与护理

护理,如果追溯其根源的话,可谓是极其久远。它与人类的生存繁衍、文明进步息息相关,与伤病的治疗在同一时代出现,并随着社会的演变、科学技术的进步而不断发展。

一、原始医学与照护

古代病理学证据表明,疾病比人类的出现还要早,它与地球上的生命几乎同时出现。曾有研究者利用现代影像技术对 7200 万年前的动物化石遗骸进行扫描,发现有肿瘤存在的证据。伴随着疾病的出现,起源于人本能的原始医学随之产生,比如人们看见动物用舌舔舐创面可以促进伤口的愈合,就效仿之,并逐渐演化为经验医学。

然而,这种经验医学仅适用于那些有明显外因的疾病,外因去除后,疾病往往能够很快或逐渐痊愈;对于那些不易找到病因的疾病,则认为是由某种自然力量所致,于是巫医由此产生。人们通过观察星象和一些自然现象进行预测,并借助一些咒语、符咒、祈祷等方式谋求福祉。目前,这种巫术医学仍然存在于一些相对落后于现代文明的民族与部落之中。尽管现代社会对巫医持否定态度,但它对病人有重要的心理安慰和精神支持作用,有些习俗和治疗方法也为后期的科学发现、发展作了重要的铺垫。除此之外,有证据表明,古人在很早的时候就已经掌握了一些外科治疗技术。法国学者普卢尼埃尔(Prunières)和布罗卡得(Brocard)在 1875 年的报告中指出,穿颅术已是新石器时代常见的操作,这是目前有客观证据可以证明的最古老手术。

可以肯定的是,在原始医学发展的每一个阶段,医学与照护既密不可分又相辅相成,在这个过程中,必定有照顾者参与照护病人,但照顾的承担者尚有待考证。

二、文明古国时期医学与护理

(一)美索不达米亚医学与护理

美索不达米亚平原位于底格里斯河及幼发拉底河之间,地理位置和物产丰厚的优越性是其孕育人类文明得天独厚的条件。美索不达米亚文明时代通常认为可追溯至公元前5000年或公元前4000年,当地人在这个时期就形成了系统的医学思想,产生了由巫术和僧侣支配的亚述-巴比伦医学。

亚述和巴比伦都崇尚医神,除此之外,亚述-巴比伦医学还拥有发达的占星术和丰富的天文知识,往往将人体的健康、疾病与天象相联系,认为一切自然现象都会对人体有一定的影响。那些诊治内科疾病的职业者既是医生也是祭司,他们通常熟悉一些解剖和药物知识,但更多的是对巫术的深入了解,通常用吟诵的咒语来增加药物的疗效。在后期还颁布了官方法典,《汉摩拉比法典》即是第六代王汉摩拉比在位时颁布的,其中1/7共计40余款条文所记载的内容与医学实践活动有关,对医疗花费、治疗失败情况下的处罚等都有详细描述;条文中还规定,染有麻风等传染性疾病的病人必须远离城市,这应该就是早期的隔离概念。除此之外,这个时期的巴比伦人对清洁、卫生概念的认知还体现在他们在城市挖设、布置供水和排水系统上。

公元前7世纪初,蛮族的入侵与尼尼微的毁灭,终结了亚述-巴比伦医学这一辉煌时期。

(二)古埃及医学与护理

埃及地处亚、非、欧三大洲的交汇地带,尼罗河两岸土地肥沃、物产丰富。埃及在东西方文化交流及医药文化的传播与交流方面占据着十分重要的地理位置,同时对东西方医药文化产生了深远的影响。考古学家从纸草书中发现了其有关医学的丰富史料,如埃德温·史密斯外科纸草书

(Edwin Smith Surgical Papyrus)、埃伯斯纸草医学文献(Ebers Papyrus)、柏林纸草医药文献(Berlin Papyrus),这些草书记载了大量外科病历、药方、诊治方法等,对生理解剖和疾病防治也有介绍,充分展现了古埃及医学水平及医药卫生文明境况。

木乃伊的制作是古埃及医学水平的典型体现。后来,人们从现存的木乃伊中发现了天花、冠心病、埃及血吸虫病、风湿性关节炎、骨折等病理痕迹,这些为疾病史的研究提供了重要的实物资料。古埃及人还把很多的人体现象与尼罗河的潮汐相联系,认为呼吸与血液都对生命有重要意义,从而创立了灵气与血液相平衡的病理学说,该学说对古埃及医学的进步起到了重要的推动作用。在当时,埃及人已经可以熟练用刀进行浅表肿瘤、脓肿、痤疮等的切除治疗。当时在寺庙里那些职位高的女祭司们的职责包括协助病人进食、洗澡、包扎伤口等,同时还为濒死者提供情感支持,实际上她们就扮演了护士的角色。

(三)古印度医学与护理

古印度泛指以印度河为代表的整个南亚次大陆地区,包括今印度、巴基斯坦、孟加拉国等。目前史料尚不能确定,古印度医学是起源于其他古老文明还是印度本地。

据记载,早在公元前 10 世纪,婆罗门教的经典著作《吠陀》(Veda)问世,里面记载有麻风病、结核病、外伤等病种,同时还有治疗疾病的草药、妇儿保健和兽医知识。婆罗门各派还编写了一些文献,称为"梵书",散在记录了医药及保健知识,并作为法规、习俗广泛在社会上流传。后续《优婆吠陀》《阿输吠陀》等著作也涉及疾病、健康和医疗等内容。

在古印度,沐浴被认为是保持卫生的重要方式,能使人体力充沛,还能延年益寿。宗教制度对沐浴与卫生有严格规定,这些措施不仅体现了人们对宗教教义的尊重,而且对人群健康也有所裨益。另外,瑜伽术是印度的国术,瑜伽的梵文原意是"统一""和谐",强调"气"是生命的力量,生命的修养在于调动体内气能量,达到身心合一的境界,以此增进身体、心智、精神的健康。

当时，印度人已经认识到人在患病后需要特殊的照顾，由于印度女性的社会地位低，不得外出工作，所以多是由男性担任看护之职。在《妙闻集》《阇罗迦集》等著作中均记载了照顾者在疾病康复中的重要性，强调医生、患者、药物及侍者是治疗过程的四要素，要求侍者必须具备健康的体魄、聪颖的头脑和高尚的品德，要服从医生，合理地为患者提供照护。

(四)古希腊医学与护理

古希腊医学是指公元前 12 世纪至公元前 1 世纪希腊人民取得的医学成就。希腊医学源于早期的自然哲学，古希腊自然哲学发展迅速，泰利士（Thalas）、毕达哥拉斯（Pythagoras）、阿尔克马翁（Alcmaeon）等自然哲学家纷纷追随自然现象的本质和变化，对生命进行了深入探索。他们的哲学思想被引用到医学领域，对古希腊的医学发展产生了深刻的影响。《荷马史诗》是记载早期古希腊医学发展思想和医学实践的重要文献，里面记载了瘟疫、战伤、妊娠、止疼止血、催眠等诊疗经验，内有 140 多种止血、创伤处理方法。现今看来，很多都适用于护理工作范畴。在这部著作中，还提到了护士，不止有看护患者的护士，还有看护神的护士。

公元前 6 世纪末，古希腊出现了代表性的四大医学流派：克罗吞医学学派、西西里医学学派、尼多斯医学学派以及科斯医学学派。其中科斯医学学派最有影响力，它的代表人物就是象征古希腊最高医学成就的希波克拉底（Hippocrates）。

希波克拉底对临床医学的贡献十分可贵，尤其是其提倡的医学道德修养。他摒弃各种神学思想，创立"四体液病理学说"，注重观察病人和判断预后，强调预防，这种新的观念既超出了经验医学，也超出了僧侣医学。他提出的许多诊治要求、道德要求，如今来看很多仍适用于医生、护士的工作，诊治要求方面，如仔细观察患者的姿势、表情、呼吸及症状，强调提供的病床要整洁，发热、肾病患者应吃流食，适时用音乐来辅助治疗，控制患者情绪等等；道德要求方面，如不可透露病家信息及秘密，不做有损患者健康之事，不得恐吓病人等。《希波克拉底文集》中既包含了相关医学知识，同时还有沿用至今的《医学誓词》《箴言》，这充分展示了这个时期医学道德观念的高度。

希波克拉底之后的亚历山大帝国时期,也就是"希腊文化的扩张时期",东西方文化得到了空前的融合,历史将之称为亚历山大利亚时期。然而一段时期后教条主义和经验主义在当地盛行,教条主义崇尚空谈,经验主义否定理论。随着亚历山大利亚文化的衰落,医学也逐渐失去昔日的辉煌,医学中心转移到罗马帝国。

(五)古罗马医学与护理

早期罗马医学并不发达,以巫医为主,在希腊医生到来之前,罗马没有职业医生,并且当地一些风俗的维护者们竭力阻止希腊医生的到来。然而,在这期间入境的希腊医生阿尔卡加萨斯(Archagathus)的到来受到了当地人的欢迎。之后,阿斯克雷比亚斯的弟子到罗马行医,也受到罗马人民的认可、爱戴。尽管如此,在罗马行医仍被认为是奴隶、外国人才从事的职业,禁止贵族们行医。

至帝国时代,罗马医学出现不同医学流派,是罗马医学繁荣的象征。随着罗马帝国的发展和军事征战需要,军事医学发展迅速,在许多大的要塞建立了军队医院,内设伤员接收中心,以及行政、医务人员和后勤。后来要塞医院结束任务,在城市中逐渐出现了专为贵族服务的医院和具有慈善性质的民众医院。

一些专科领域在这个时期得到了快速发展,在妇科、眼科和颅脑手术方面的成就尤为突出,外科医疗器械的制作工艺也十分精良。人们发现庞贝古城出土的手术钳带有精细的带齿钳口,与现代手术器械极为相似,而与之类似的表面做工光滑的体内扩张器直到 18 世纪才被再次生产出来,这充分显示出罗马时代高超的医疗水平。

此外,罗马人还修建了城市供水、排水管道和浴场,其公共设施闻名于世。公共医学教育的雏形也已经出现,设立了一些学校并规定了行医权,在罗马学校教授医学知识的外国人都可以获得公民权利。但由于罗马帝国四处征战,消耗国力,再加上专治的腐败,优秀的医药文化随着罗马帝国的衰落逐渐走向没落。

第二节　中国传统医学与护理

中国医学与古巴比伦医学、古印度医学被称为人类最早形成体系的三大传统医学,后两者虽比中医药学发源要早,但仅存一些散在的疗法和理论,唯有中国传统医学以其独特的、完整的理论体系和卓越的诊疗效果,在世界传统医学中一枝独秀,历经 2000 多年沧桑巨变依然生机勃勃,是中华民族优秀传统文化的瑰宝。

中医理论主要来源于对实践经验的总结,并在实践中不断得到充实和发展。中医护理历史悠久,内容广泛,它与祖国医学同步经历了起源、形成、发展等各个阶段。中医理论的一个重要原则是"三分治,七分养","养"即为养护,中医护理的相关记载散见于浩瀚的中医文献中,遍寻中医典籍可见众多诸如"护""调护""调理""调摄""抚养""侍候"等具有照护含义的词汇。在古代,它的职责一般由医者、医者助手及患者的家属所分担,呈现出医中有护、医护合一的明显特征。

一、原始社会时期

护理是人们谋求生存的本能,我们的祖先在与大自然做斗争的过程中逐步创造了原始医学,积累了丰富的护理知识。他们发现用树叶和兽皮做衣遮体可避寒邪,形成了早期的生活起居护理。在劳动中受伤后,人们学会了用树枝固定骨折,用清澈的溪水冲洗伤口,这些成为骨折小夹板固定、伤口消毒处理的雏形。

《淮南子》记载"神农尝百草,一日遇七十毒"的传说,反映了古代人们在寻找食物的过程中,发现某些食物能减轻或消除某些病症,这就是中药的起源。《韩非子·五蠹篇》中"有圣人作钻燧取火,以化腥臊,而民悦之",正是由于火的使用,人们在取暖过程中发现用兽皮、树皮包上烧热的石块或沙土作局部取暖可消除某些病痛,这就是原始热疗法,通过反复实践和改进,逐渐产生了热熨法和灸法。在使用石器作为生产工具的过程中,发现人体某一部位受到刺激后反而能解除另一部位的疼痛,从而创造了运用砭石、骨针治疗的方法,并在此基础上逐渐发展为针刺疗法,进而形成经络学说。

二、春秋至两汉时期

春秋战国时期,"诸子蜂起,百家争鸣",学术思想空前活跃。春秋时期,出现了最早的医学制度和专职医生队伍。《周礼》中记载,医师下设有士、府、使、徒等专职人员,其中"徒"兼具护理职能,负责看护患者。一些理论雏形如病因学的"六气说"等亦已出现。这一时期,情志护理、口腔护理、饮食护理等方面的记载开始出现,如"鸡初鸣,咸盥漱"成为口腔护理的最早记载;"炮生为熟,令人无腹疾"说明人们对于饮食的重视;"喜、怒、哀、乐、爱、恶、欲之情,过则有伤"说明情志护理开始萌芽。

此外,春秋战国、两汉时期,《黄帝内经》《难经》《伤寒杂病论》和《神农本草经》等医药典籍的相继问世,标志着中国传统医学与护理的初步形成与理论体系的基本确立。

1.《黄帝内经》奠定传统医学与护理的理论基础

《黄帝内经》(简称《内经》)是我国现存最早的、较为完整的一部中医古典医学著作,据记载,成书大约在春秋战国时期。它系统地总结了古代医学成就和护理经验,运用当时朴素的唯物论和辩证法对人体生理、病理变化及疾病诊断、治疗和护理等方面作了较全面的阐述,初步奠定了中医护理的理论基础。《内经》中有关护理的内容十分丰富,提出了中医观察患者的方法和生活起居、饮食、情志、服药等一般照护要求。

(1)《内经》与生活护理:《内经》从"人与天地相应也"指出了人和自然界的统一性,这与现代护理的整体观念相一致。《内经》强调起居有常,动静结合,如应按四时、昼夜阳气的消长规律做到"因时之序,因日之序",合理安排生活起居能保持阳气清静,邪气则不易侵犯人体。

(2)《内经》与饮食护理:《素问·上古天真论》告诫当"饮食有节",不能"以酒为浆",否则五味太过,复疾丛生。可见《内经》充分体现了通过合理饮食来预防疾病的护理思想,虽然中医护理学中的饮食护理内容不断发展完善,依照所患疾病施行不同的饮食护理,但其本质离不开《内经》理论体系,是在其基础上的发展和创新。

(3)《内经》与情志护理:《内经》中包含着丰富的情志护理,强调情志活动与脏腑功能密切相关,认为情志失调会导致气机紊乱,脏腑功能紊乱,从而会诱发或加重病情。《素问》指出:"怒伤肝,喜伤心,思伤脾,悲伤肺,恐伤肾,怒则气上,喜则气缓,悲则气消,恐则气下,惊则气乱。"充分说明和调的情志,可使脏腑之气舒畅条达,继而促进脏腑的功能活动;反之,会导致脏腑气血功能紊乱,继而伤及内脏。

(4)《内经》与病情观察:《素问·脏气法时论篇》详细阐述了五脏的病情变化。如"肝病者,平旦慧,下晡甚,夜半静……心病者,日中慧,夜半甚,平旦静",即说明:肝脏疾病,天亮时会减轻,近黄昏时则加重,半夜稳定;心脏疾病,中午减轻,半夜加重,天亮的时候会较稳定。这些关于病情发生发展、变化的理论对临床病情观察具有重要指导意义。

(5)《内经》与中医诊疗护理技术:《黄帝内经》记载了许多中医诊疗护理技术,多见于《灵枢》,涉及针刺法、灸法、热熨法、熏洗法、穴位按摩、砭石疗法等。《素问·玉机真脏论》:"今风寒客于人……或痹不仁肿痛,当是之时,可汤熨及火灸刺而去之。"指出风寒侵入经络,发生麻痹或肿痛等症状时,可用汤熨及火罐、艾灸、针刺等方法以散邪。

2.《伤寒杂病论》开创辩证施护的先河

《伤寒杂病论》为东汉末年张仲景所著,由于战乱频繁,原书散失不全,后经宋代林亿等整理,形成《伤寒论》《金匮要略》两部分。前者以六经辨伤寒,后者以脏腑论杂病。全书概括了中医的望、闻、问、切四诊,阴、阳、表、里、寒、热、虚、实八纲,以及汗、吐、下、和、温、清、消、补八法。它主张治护不分,相互依存,提出包括理、法、方、药、护一体的辩证施护原则。该书在生活起居护理、饮食、情志、用药、临证护理及中医护理技术等方面都有了较大进展,起到了承上启下、继往开来的作用。在形成中医辩证论治理论体系的同时,也为中医护理的辩证施护开创了先河。

3.《神农本草经》对用药护理的指导

《神农本草经》是我国现存最早的一部药物学重要典籍。全书共分三卷,根据药物性能、功效的不同,分为上、中、下三品。本书概括地讲述了君、臣、佐、使的药物学理论,另外还有药物的七情合和、四气五味,对药物配伍、组成方剂有具体指导意义,为中药理论体系的形成与发展奠定了基础,对临床护理过程中观察药效和毒性反应有重要指导价值。

4.“五禽戏”开创康复护理保健疗法

东汉三国时期,杰出的医学家华佗指出:“人体欲得劳动,但不当使极耳。动摇则谷气全消,血脉流通,病不得生……”他模仿虎、鹿、熊、猿、鸟五种动物的动作姿态,创编“五禽戏”以活动全身、头腰、四肢及各个关节。他提倡坚持适当的运动,才能促进血液循环、增益消化功能,从而增强体质、抵抗疾病。

三、魏晋南北朝至隋唐时期

秦汉以后,在《内经》《伤寒杂病论》等古医籍所确立的基本理论指导下,我国传统医药学取得了长足进展。这一时期取得的进步,自然就带动了中医护理实践的同步提高,因而这一时期中医护理经验更加丰富,学科内容也更为充实。

1.针灸学、脉学理论的创立

晋代皇甫谧在系统总结秦汉三国至晋代针灸学成就的基础上,撰写了我国现存最早的针灸学专著——《针灸甲乙经》。该书对人体的穴位进行了科学分类,并详细阐述了每一个针灸穴位的治疗作用、禁忌证和操作方法,为后世针灸学著作典范。晋代王叔和集晋前历代脉学之著述,结合自己和当代医家的临证经验,著成了我国第一部脉学专著——《脉经》。该书统一了脉象标准,确立了寸口脉诊法,首创了“三部九候”及脏腑分配原则,成为后世脉学之规范。

2.系统整理医学理论和临床经验及若干大型专著的问世

晋代葛洪所著《肘后备急方》是集中医急救、传染病及内、外、妇、五官、精神、伤科等的总论述。书中最早论述了天花、麻风、疥疮、结核等传染病的发病和诊断,还广泛涉及护理内容,记载了烧灼止血法,并首创以口对口吹气法抢救猝死病人的复苏术。南北朝时期,龚庆宣所著《刘涓子鬼遗方》是我国现存最早的一部外科专著。该书记载了许多外科病症的护理,如对腹部外伤肠管脱出者,还纳时要保持环境清洁、安静,还应注意外敷药的湿度。

隋代巢元方编著的《诸病源候论》,是我国第一部病因、病机和证候学专著。唐代药王孙思邈认为"人命至重,有贵千金",编著了《千金要方》和《千金翼方》。前者系统地总结了自《黄帝内经》以后至唐代初期的医学成就,详细论述了临床各科的诊治方法以及预防、卫生等方面的内容,特别是在脏腑辨证方面有较大进步。这两本著作均有论述中医病症护理方法,还记载到医者首创了细葱管导尿术的护理技术。

四、宋金元时期

宋金元时期各专科日臻完善,专科体系相继确立。这一时期一大批著名医家的涌现,各医学派别的崛起,不仅活跃了医坛学术气氛,更倡导了注重理论研究之风。这一时期,中医护理亦取得了长足的发展和进步,如《太平圣惠方》《圣济总录》《妇人大全良方》《小儿药证直诀》等,论述了中医护理的基本内容以及内、外、妇、儿等专科护理经验。

1.官方关注促发展

北宋年间,朝廷为发展中医学采取了一系列措施,从设立翰林医官院到编著《局方》,再到铸造铜人,统一针灸穴位等,为中医发展打下了坚实的基础。著名政治家范仲淹提出"不为良相,当为良医",对文人影响很大,儒医大量出现,提高了医学队伍的整体水平。

2.学术争鸣创新说

著名医学家在继承前人经验的基础上,结合自己的临床实践,不断争创新说。至宋元时,已经出现了预防天花的人痘接种术,开创了世界免疫学之先河;宋人宋慈的《洗冤录》,被尊崇为当时世界法医学的最高峰。

3.护理技术新突破

该时期的中医护理主要体现在饮食、用药、起居、专科护理等方面。

(1)饮食护理:关于饮食方面的代表著作是元代忽思慧的《饮膳正要》。该书提出了养生避忌、妊娠食忌、乳母食忌、饮酒避忌及各种珍奇食品的食谱,记载了各种医疗、保健饮食,包括汤煎、食疗、植物食品等,继承了我国古代食、养、医结合的传统,全面总结并发展了饮食护理中的宝贵经验。除此之外,其他书籍亦有记载饮食护理的内容,如李杲的《脾胃论》、朱丹溪的《格致余论》等。

(2)用药护理:中药的疗效不仅与病情、体质、剂型等有关,还受煎药的火候、服药时间、温度、饮食等影响,这些在医籍中均有较详细论述。如《太平圣惠方》记载有"夫药有君臣,人有虚实。服饵不同,药病相投必愈……若病在四肢血脉者,宜空腹而在旦;病在骨髓者,宜饱满而在夜。"就指出了疾病部位不同,服药时间亦应有别。

(3)起居护理:宋金元时期出现的关于生活护理的专著有蒲虔贯的《保生要录》,陶谷的《清异录》等。其中《保生要录》是我国较早全面论述生活护理的一本专著。

中医护理学作为祖国医学的重要组成部分,是在历史性发展进程中形成的结晶。在宋金元时期中医护理虽然尚未形成独立的学科理论,但是对中医护理技术的发展、完善发挥了重要作用,为后世形成中医护理学奠定了基础。

五、明清时期

明清时期是中国封建社会走向成熟和渐趋停滞的时期,传统医学与护理在这期间得到了迅速发展。这一时期,医学著作纷纷问世,如明代楼英的《医学纲目》、王肯堂的《证治准绳》,清代吴谦的《医宗金鉴》、陈梦雷的《古今图书集成·医部全录》等。医学理论也进一步成熟和完善,如明代赵献可、张介宾发展了命门学说;清代王清任的《医林改错》改正了人体解剖方面的错误,丰富了淤血治疗的内容。明清时期的温病肆虐促进了温病学的发展,无论在理法方药方面,还是在病情观察和护理方面,都积累了丰富的经验。

这一时期,中医护理在疾病康复、养生方面也有重要推进。李时珍的《本草纲目》一书,被誉为东方巨典,为后世研究饮食、服药等护理提供了重要理论依据。养生护理方面,清代钱襄的《侍疾要语》是我国现存古代中医文献中最早较全面论述中医护理的一本专著。该书强调精神护理的重要性:"病人性情每与平日迥异,为人子者本以养志为先,而当病之时,尤须加意体察,务求转怒为欢,反悲为喜。所爱之人常坐床前……"也强调为避免患者对亲人之操劳心生不安,不可使其察觉亲人的辛劳,因此担任护理之亲人"勿得欠伸摩眼稍露倦态,则亲心安矣,否则转益其疾,病情转变"。

清之中末期,受西学东渐的影响,中西医学论争和中西汇通学派的出现,也是这一时期传统医学发展的一大特点。

第二章　西医东渐与现代护理的传入

第一节　传教士与中国近代医疗卫生事业肇始

随着 1840 年鸦片战争的爆发，中国国门被打开，尤其是第二次鸦片战争中签订的一系列不平等条约允许西方传教士在中国各通商口岸传教，他们开始以"合法"的身份大量进入中国。早期传教士走的是上层传教和知识传教的路线。他们意识到要在中国立足发展，必须让中国人感受到西方文明，从而取得中国人的信任。在这个过程中，最有效的办法就是展示西方先进的物质文明。因此，传教士们将西方先进科技带到了中国，以谋求信任和发展，为将来的传教布道铺平道路。正是在这种理念的指导下，明末清初西方医学开始由传教士有意识地传入中国。虽然那个时期来华传教士传播的西方医药文化知识还是零碎的、肤浅的，却为 19 世纪初叶西医入华出现一个新局面做好了铺垫，开启了中国近代医疗卫生事业的新篇章。

一、传教士与西医的传播

(一)从"师徒授"到教会医院的兴办

在华传教士深深感受到，中国传统文化根深蒂固，对侵略者的敌视情绪在中国人民心中占据了主导地位，使得西方传教士单一布道传教的意图无法得到认同，一时难以开展工作。然而，他们很快发现，当时的中国贫瘠、医疗落后、药物缺乏是其面临的严重社会问题，而现代医学的发展是西方文明的一大产物，所以"传播西医，治病救人"成为传教士开展在华工作的转机和突破口。为了获取当地群众的信任，顺利完成传教任务，传教士们开始把医药传教作为他们福音传播的重要手段，逐渐消除人们对传教士的戒心，地方当局的干扰和阻挠也逐步减少。来自英美诸差会的部分传教士，肩负"救身""救人"双重使命来华行医，建医院、办教育。

早在 1805 年，英国伦敦传道会传教士马礼逊(Robert Morrison，1782～1834)曾在伦敦的一所医院内学习，毕业后于 1807 年经差会派遣来华。1820 年，他在澳门使用东印度公司的资金与该公司的外科医生利文斯通(John Livingstone，1813～1873)联合开设了一家诊所，聘请中医师为群众治病，打开了医学传教的大门。① 史料记载中公认的第一位来华的传教医师是美国公理会的伯驾(Peter Parker，1804～1888)。1835 年 11 月，他在广州创办了眼科医院(时人称为"新豆栏医局")，凭借自己高超的医术使这所医院闻名广东。在 1900 年以前，教会在中国开展的医疗事业通常以在教堂里附设诊疗所的形式实现，规模较小，数量也不多，即使是正式建立的医院，其收治病人能力也极为有限。传教医师开始是在这样的医院或诊所内招收中国学徒，教授一些浅显易懂的医学知识，来培训护理助手以开展医疗工作。所以，中国早期的西医学教育是在教会医院里"以师带徒"的方式进行的。1837 年，关韬在伯驾的广州眼科医局当学徒，成为我国最早学习西医并有所成就的第一人。马礼逊、李文斯敦等人也都曾有过训练华人做医务助手的教学经历。此后，各地教会医院开始陆续招收学徒进行训练，不过招收规模很小且教授内容不系统。

由于认识到医学是传播福音的一个重要方法，各个来华教会分别在全国各地开设自己的医院。法国天主教会最早设立的医院是 1854 年创立于天津的法国医院，之后分别于 1882 年、1890 年在江西九江、南昌开设法国医院。1894 年，在青岛开设天主堂养病院，另外还有数十处小型诊所。在 1900 年以前，基督教医药传教会所属的医院及诊所共约 40 所，大部分为小型诊所，分布在广东、广西、浙江、江苏等地。其中最著名的是广州博济医院，由嘉约翰(John Glasgow Kerr，1824～1901)于 1859 年 1 月创立，是中国最早的教会

---

① 参见黄少新：《19 世纪前期西医在广州口岸的传播》，《海交史研究》2002 年第 2 期。

医院之一。

基督教各差会逐渐在全国范围开办医院。据史料记载,主要包括:1844 和
1866 年,伦敦传道会分别于上海、汉口开设仁济医院;1867 年,美国长老会
于汕头开设福音医院,循道公会于汉口开设普爱医院,美北长老会于上海开
设同仁医院;1879 年,苏格兰福音会于宜昌开设普济医院;1881 年,大美浸
礼会于汕头开设盖世医院,伦敦传道会于天津开设马大夫医院;1883 年,美
监理会于苏州开设博习医院;1885 年,美浸礼会于上海开设西门妇孺医院,
伦敦传道会于武昌开设仁济医院;1886 年,英行教会于杭州开设广济医院,
公理会于通州开设通州医院;1887 年,英行教会于福州开设柴井医院,圣公
会于福建南台岛开设塔亭医院;1890 年,英行教会于北海开设北海医院;
1892 年,美基督教会于南京开设鼓楼医院,美以美会于九江开设生命活水医
院;1894 年,加拿大联合会于成都开设成都男医院;1896 年和 1899 年,美国
长老会分别开设夏葛妇孺医院和柔济医院,等等。

随着时间的发展,进入 20 世纪以后,发展医疗事业更加受到传教士关
注,除了扩大已有的医院规模外,传教士又在全国各地建立了新的医院和诊
所。法国天主教系统开设的新医院较为著名的有:1901 年在昆明开设的法
国医院;1905 年先后在重庆、广州开设的仁爱堂医院和韬美医院;1906 年在
青岛开设的法国医院;1907 年在上海开设的广慈幼医院等。这些由西方传
教士建立的教会医院和诊所,大都免费医治病人,对于疾病的治疗也取得了
很好效果,因此传教士越来越受到中国百姓的信任,西医逐渐深入人心。教
会医院的设立使西医在中国进一步传播开来,同时,传教医生通过对医院诊
治的病人进行游说,也达到了其传教的根本目的。

西方医学在传教士的推动下,逐渐在中国城市中立足、发展并占据领先
地位,教会医院从初期的通商口岸和沿海地区,逐步向内地设置,其中也包
括一些乡村和贫困落后地区。如 19 世纪 90 年代加拿大差会在交通闭塞、贫
穷落后的豫北三府创办卫辉惠民医院、彰得广生医院、怀庆恩赐医院。据
1936 年《中华年鉴》统计,全国 20 个省就有教会医院 426 所。北京协和医
院、上海同济医院、山东齐鲁医院、成都华西医院一并成为中华人民共和国

成立前中国四大教会医院,颇负盛名。

（二）医校的兴办

20 世纪以前,中国的西方医学教育与教会医院紧密联系在一起。在最初没有设立医学院校的情况下,招收规模小,并且没有系统地教授西医学基础理论,所以该时期的训练不属于正规的近代西医教育。

据基督教在华活动记录,1887 年调查记载,当时教会医院培养的生徒数量很少,在 60 所教会医院中,有 39 所兼收生徒,其中仅有 5 所招生人数超过 10 人,其余招生人数仅仅为 2~6 人,当时已毕业的生徒约有 300 名,肄业生徒有 250~300 名。由于当时西医学教育条件有限,医院规模及设备不够完善,学徒式的训练方法成效不高,该方法培养的西医人才并不能满足当时医疗条件的需要。

随着西医基础理论知识的不断丰富、诊治技术的进一步发展,医学逐渐成为一门独立的知识体系,以师带徒的教育方式弊端凸显,以此方式培养的西医人才远远不能满足当时中国社会对专业医疗人才的需求。在此背景下,教会学校应运而生,在华传教士为了扩大教会影响开始设立教会学校。传教士在中国建立的教会学校初期主要集中在开放的五个通商口岸、香港和澳门。此时的学校规模较小且程度均为小学,一般为附设在教堂里的洋学堂。在这些学校中最典型的是医学教育,对中国的影响也最为深远。在传教期间,传教士们在医院的创办,医学著作的译介和医学人才的培养方面呈现出整体和规模上的优势效应,均为中国近代医学的发展起到了关键的作用。西医学教育逐渐纳入了正常轨道。1837 年,伯驾为自己的三名中国助手开办了一个医学班,这被认为是中国最早的西医教育机构。

进入 19 世纪 70 年代以后,高等教育开始受到传教士的关注,他们开始在中国创办教会大学。近代中国西医教育史上的里程碑是 1866 年设立的广州博济医院南华医学校,它的设立带动了一批教会医学堂和护士学校的建立与发展。同年,嘉约翰在广州教会医院开办了一个当时比较正规的医学班,并设置了解剖学、理学、科学、药学、化学和中西医学等课程。当时在英国爱丁堡大学获得医学博士学位而成为第一个在国外拿到医学学位的中国人黄宽在此班中任教。嘉约翰在广州期间先后培养了近 200 名学生。

进入 20 世纪以来,我国教会医疗事业和西方医学教育一并进入了新的发展阶段。至 1920 年,各地已有教会医学校 20 余所。与 19 世纪相比,教会医院、诊所的数目、规模也有了很大增长。据统计,至 20 世纪 30 年代,英、美两国的基督教会在华设有医院约 300 所,另有诊所 600 处,全国共有教会医护学校 140 多所。

（三）医学专著的编译

随着越来越多教会医院的建立、医学教育的发展,部分传教医师逐渐将工作重心转移到专职行医,原有的教辅材料已不能满足医学知识的教授与传播。于是,翻译和编写医学教材成为当时在华传教医师的重要任务。

据记载,最早翻译西医西药书籍的是伦敦布道会派遣入华的传教医师合信(Benjamin Hobson,1816～1873),他编译了多本医学专著。其中,1850 年于广州编译出版了《全体新论》一书,原名《解剖学和生理学大纲》,是传教士向中国介绍的第一本比较系统的西方医学著作。此书一出版就引起社会很大反响,多次再版。之后,他又先后编译出版了《西医略论》《内科新论》和《妇婴新说》等著作。

具体而言,医学传教士从事译著有两个方面的原因。中国传统医学发展不足是首要原因。合信在其第一部医学著作《全体新论》的序中说:他在"施医之暇,时习华文,每见中土医书所载骨肉脏腑经络,多不知其体用,辄为掩卷叹惜。然以中华之大,能者固不乏人,而庸医碌碌,惟利是图,亦指不胜屈,深为惜之"。于是著书是"庶几补医学之未备"。[①] 早期医学传教士从事编译大都是由于此类原因。其次,由于语言的障碍,起初教会医学教育的教材只能用翻译或编著的中文著作,当时不少著作都是为教学所译,而随着医学教育的发展,也需要传教士翻译、编著新的教材。

另一位编译著作较多的是美国长老会传教医师、博济医院的创办者嘉约翰。他在 1859 年出版的《种痘书》,虽然只有六页,却在推广牛痘疫苗新式

---

① ［英]合信:《全体新论》,海山仙馆丛书本,1851 年,序。

接种方法以预防天花流行方面,发挥了重要作用。1871 年,嘉约翰编写的五部医药书籍陆续出版,包括《西药略释》(二卷)、《眼科撮要》《割症全书》(又名《外科手术手册》)、《炎症》和《化学初阶》(四卷)。之后,又出版了《裹扎新编》《花柳指迷》《卫生新编》《内科全书》(六卷)等多部书籍。据统计,嘉约翰在华期间共著、译医学著作 34 部。此外,其他在华医师也参与医学书籍的编译工作,如师维善(Frederick P. Smith)、德贞(John Dudgeon)、柯为良(Dauphin W. Osgood)、洪士提凡(Stephen A. Hunter)、博恒理(Heney D. Porter)、梅藤更(Duncan Main)、聂会东(James B. Neal)等,内容涵盖解剖学、生理学、西医学、外科、五官科、内科、妇科、儿科、医方、药方等多个医学领域。尤其是中华博医会(Chinese Medical Missionary Association,CMMA)成立后,其出版发行《博医会报》,并成立编译委员会、名词委员会,标志着医学译、著及出版进入由学术组织统一引领的时代。

二、传教医师对中国近代医疗的贡献

(一)把西医引入中国

中国人接受西医经过了一个漫长的过程。尽管早期人们对西医持有怀疑态度并不接受,但是人们对于健康的渴求、对生存的欲望驱使他们不顾世俗对西人、西医的成见,开始接受西医治疗。这给西医提供了一个与中医进行竞争、显示自身价值的机会。人们从一次次疾病的诊疗中认识到了西医的价值。到了 19 世纪六七十年代,在中国通商口岸,西医已被普遍接受。时人记载:自中国通商以后,西医之至中国者,各口岸皆有之,初则贫贱患病、无力医药者就之,常常有效;继则富贵患病、华医束手者就之,往往奏功;今则无论富贵贫贱,皆有喜西药之简便与西药之奇异,而就医馆医治者,日多一日,日盛一日也。传教士在最初传教目的的驱使下,通过设立医院及诊所免费收容诊治患者,开办医学院为中国西医发展培养人才,翻译西医西药书籍传播西医知识,到 19 世纪 90 年代,尽管在内地某些地方还存在抵制西医现象,但从总体上说,西医已经被大多数中国人接受。

（二）培养了大批西医人才

随着医疗传教士来到中国，西方先进的医学知识和经验也随之来到了中国，中国首批西医医院和西医学校随之成立。在此基础上，医疗传教士为了医学教育的发展翻译了大量医学报刊、书籍，为中国培养了大批西医人才，造福了近代中国社会。从1862年起，博济医院就招收少量男学生进行训练，1866年，博济医院附设的由嘉约翰和黄宽负责教学的南华医学校，正式招收正规化训练的医科男生；1887年，香港开办了更为正规化的医学院，南华医学校的部分学生转到该院深造；1898年，南华医学校在校学生共有37名。在嘉约翰任校长期间一共毕业了大约100名学生，肄业生约50名。这批西医和护士毕业后，分布在华南各省工作。传教医生将西方新颖的医学技术、医学器材、药物知识、医疗机构建设体制以及医学教育模式带到中国，初步形成了以西医医院为主体的医疗和医学教育网络，促使西方医学在中国大规模发展。传教士还将中国学生带出国外学习，一度掀起了19世纪末、20世纪初的留学潮，让中国医学生有了更加直接、全面学习西医的机会。

（三）引进西方医院管理制度

中国自古以中医为主，并无医院这一说法。伯驾在中国开设医院的同时也将西方的医疗管理制度体系带到了中国。第一，建立诊疗档案，保存所有就诊患者全部的诊断记录。诊疗档案的建立制度有利于医生对患者病情的长期跟踪，作出科学诊断与治疗；患者也可以通过存有的诊断记录及档案对自身病情发展及治疗进展进行了解，这一制度对医患合作共同克服疾病具有重要意义。这种管理制度体系沿用至今。第二，疾病分类。对疾病进行分类并细化，促进了医学的进一步发展和学科的细化，对促进中国医学的发展具有开创性贡献。

（四）引进西方医学院校办学模式

西方医学院的模式对中国医学院校的办学模式起了很大的引导作用。例如协和医学院的办学模式基本参照了美国最好的医学院——约翰·霍普金斯医学院，它的目标是培养医学专家而不是普通临床医生。这一目标的设立使学校对学生的要求、课程与教学工作以及设备条件等都发生很大改变。在此背景下,为使学生打下良好的基础,协和医学院强调基础训练的课程安排,于1917年开始兴办大学预科,学生在这里需要系统学习化学、物理、生物、数学、中英文、第二外语等课程。严选择、高淘汰是协和办学的又一特色,学生要经过严格的考试进入预科,之后还会面临淘汰的危险,在升本科时不仅需要考试成绩,还需要参考预科时各门课的成绩和教员的评语。经过一系列严酷的体力和精力上的挑战与磨练,5年后最终毕业的人数已剩很少。协和医学院培养出的高质量人才,不仅要具备扎实的理论知识,还要具备高超的临床实践技能。通过借鉴西方医学院办学模式,促进了中国近代医学教育改革,加快了医学教育现代化的步伐。

传教士通过在中国创办教会医院和开办教会医学院校把西方的医术、西药以及近代先进医院管理制度、医学教育传入了中国,传播了西医知识,培养了一大批西医和护士,改革了医学教育模式,促进了中国医学及西医教育的发展。

第二节　现代护理创始人——南丁格尔

中外历史上,以坚韧的信念排除重重困难建立丰功伟业的女性屈指可数。现代护理创始人——弗洛伦斯·南丁格尔(Florence Nightingale,1820~1910),就是其中一位具有代表性的人物。

一、南丁格尔生平

南丁格尔生于一个名门望族,她的父亲威廉·爱德华·南丁格尔(William Edward Nightingale,1794~1875)毕业于剑桥大学,是一名统计师,也是一位博学且有文化教养的绅士。南丁格尔的母亲是法兰西斯·芬妮·南丁格尔·史密斯(Frances Fanny Nightingale née Smith,1789~1880),也出身于英国望族,世代行善。1820年5月12日,南丁格尔在意大利的佛罗伦萨城(Florence)出生,父母便以此为她取名。

南丁格尔聪慧好学，曾就读于巴黎大学，谙熟数学，精通英、法、德、意四门语言，除去古典文学外，还精通自然科学、历史和哲学，爱好音乐与绘画。

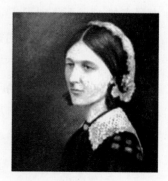

南丁格尔

她对护理工作有着与生俱来的好奇和喜爱，自童年开始，南丁格尔就常常利用到乡间度假的机会，跑去帮助看护生病的村民。早在 1837 年，她就开始关心医院里的护理情况并产生了学习护理的念头。她还利用到各地旅游的机会参观修道院、女子学校、孤儿院，探询慈善事业的境况及经营方法。

1849 年，南丁格尔在一次偶然的邂逅中结识了泰德尔·弗利德纳（Theodor Filedner，1800～1864，19 世纪德国护理史上颇具影响的人物）夫妇，并在次年 8 月到达凯撒斯韦特城（Kaiserswerth），在弗利德纳夫妇创办的女执事训练所见习 2 周。她详细考察了这所慈善机构的运作情况后，写下了长达 32 页的论文《莱茵河畔的凯撒斯韦特学校》，并呼吁英国淑女们到凯撒斯韦特担任女执事。1851 年，南丁格尔再次来到这里并接受了 3 个月的培训。之后，她在 1853 年到巴黎"慈善事业修女会"参观并考察护理组织和设施。回国后不久，即担任了伦敦患病妇女护理会（Hospital for Invalid Gentlewomen）监督人。

19 世纪 50 年代，英国、法国、土耳其和俄国爆发了克里米亚战争，英国战士死亡率高达 42%。南丁格尔主动请缨做战地护士。在战地医院期间，南丁格尔排除各种困难，竭力为受伤的战士们解决必要的生活用品、食物，悉心照护他们。工作中，她使用法尔（William Farr）的千人死亡率概念分析克里米亚医院的数据，并用极区图（Polar area diagram）得出结论：克里米亚医院的高死亡率，最关键的因素是恶劣的卫生状况。其他相关因素包括营养不良、疲劳和病房拥挤等。根据这些分析结果，南丁格尔指出，如果医院环境卫生治理得当，至少会使死亡人数降低一半。经过南丁格尔护士团队的护理与当时卫生检查团的治理，仅仅半年左右的时间，伤病员的死亡率就由原来的 42% 下降到了 2%。由于南丁格尔通常会在夜间提着一盏油灯,到各个病房巡视,所以被人们亲切地称为"提灯女士"(Lady with the lamp)。

1857 年,在她的努力下,英国皇家陆军卫生委员会成立。同年,军医学校成立。1860 年,南丁格尔用政府奖励的 4000 多英镑在英国圣·托马斯医院创建了世界上第一所护士学校,她成功地把护理工作提升到了受人尊敬的职业行列。她的办学思想逐渐由英国传到欧美及亚洲各国。另外,她对保护精神病、传染病患者等弱势群体的《城市贫困法》(The Metropolitan Poor Act)的颁布具有积极的推动作用。

南丁格尔卒于 1910 年 8 月 13 日,享年 90 岁。鉴于其对护理事业做出的卓越贡献,1912 年,国际护士会(International Council of Nurses, ICN)将南丁格尔诞辰日,5 月 12 日,定为国际护士节。

二、南丁格尔的主要贡献

(一)南丁格尔现代护理思想

南丁格尔作为现代护理的奠基人,其提出的护理理念为现代护理理论发展奠定了基础。她认为疾病是一个"修复过程"(Reparative Process)。护理要从人道主义出发,强调护理是一门艺术,具有组织性、务实性和科学性。她确定了护理学的概念和护士的任务,提出了公共卫生的护理思想,重视服务对象的生理及心理护理。她还发展了独特的护理环境学说,为了保持或恢复健康,治疗或预防疾病,护理要把病人放在尽可能好的自然环境中,从而区分出护理病人和护理疾病之间的差别,指出护理要着眼于病"人"。

(二)南丁格尔与现代护理教育

在西方国家,因基督教"博爱""牺牲"精神的广泛宣扬,献身宗教的女性不仅负责教会工作,而且担负着对老、弱、病、残者的照护职责。然而,女教徒们并未接受过正规训练,护理技能主要靠有经验的教徒在平时工作中的传授。至 1854 年克里米亚战争结束后,南丁格尔开始反思这种带徒式培养与社会及医学发展需求之间的矛盾,认识到护理的经验应该加以总结、提炼并予以系统传授。她开始理性地对自己在战争中的护理措施及实践经验进行归纳总结,将护理作为一门科学、一项职业重新审视,尝试建立新的护理教育体制。护士不仅应接受严格的科学训练,而且还应该具备悲天悯人、乐于奉献的品质。圣·托马斯医院护士学校的建立,标志着西方现代护理教育的开始。南丁格尔在办学思想中明确提出护理专业是有别于医学的一门学科,护理教育应有自主性并且理论授课必须紧密联系实践。不仅要进行学徒式培训,还需进行系统理论教育。她对学校管理、学员录取标准、课程安排、实习内容和成绩评审等都做了明确的、详实的规定。

南丁格尔护士学校初创时只有 15 名女生,年龄为 25~35 岁,不仅免除学生们的食、宿、制服、学费等,每年还发放 10 英镑作为助学金。学生在这里接受为期 1 年的培训,其中包括学习一些理论课程,但大部分时间是在病区护士长的指导、监督下做实践工作。南丁格尔亲自检查学生们的医院学习日记和报告,并且每年以给护士和见习护士们写公开信的形式,给她们鼓励并提出工作建议。该校的毕业生有极高的声誉,大多被欧美、亚洲各国医院聘请去开办护士学校。于是,欧美各国南丁格尔式的护士学校相继成立。圣·托马斯护士学校的课程和组织管理体系成为全球护士学校的效仿对象。

（三）南丁格尔学术著作

南丁格尔在工作中以身作则,亲自参与起草并逐步完善各项护理制度,并通过撰文、著书等推广这些制度在临床中的应用。她的这些做法,不但丰富了现代护理内涵,且逐步改变了公众对护理工作的偏见,护士的社会地位得到了相应的提升,薪酬标准也逐步改善。

她对医院的建筑布局也有独特的见解,强调医院的建筑不在于它的豪华而首先应考虑环境卫生、病人舒适和布局合理等内容。南丁格尔一生撰写了大量的报告和论著,包括《护理札记》《医院札记》《健康护理与疾病护理》《工人护理》《农村护理保健》和《地段访视及家庭护理》等多部专著,大多成为医院管理、护士教育的基础教材和参考书目。其中著名的《护理札记》,阐述了护理工作应遵循的指导思想和原理,详细论述了对病人的观察及精神、卫生、饮食对康复的影响,该书堪称为现代护理的经典之作。

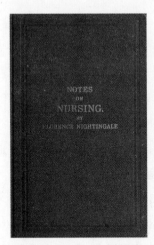

TABLE OF CONTENTS.

《护理札记》封面及目录

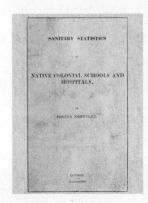

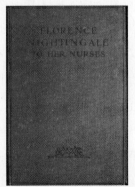

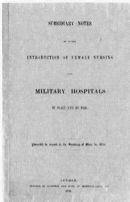

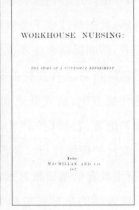

南丁格尔部分代表性著作

　　自南丁格尔创办护士学校以来的 100 多年,护理事业不断发展,21 世纪的护理学与南丁格尔创立的护理学已有较大不同,从知识结构到护理目的、对象、护士的作用等各个方面都发生了很大的变化。但是,南丁格尔对护理颇有见地的独到见解,对当时、现在及将来护理学的发展都有着深远的影响和意义。

(四)南丁格尔与卫生统计

　　自身的天赋和父亲的教导,使南丁格尔对数学、统计学的理论与应用有较为深刻的理解。1801 年由威廉·普莱费尔(William Playfair)发明的饼图,对人们来说还是一种新颖的展示数据的方法,南丁格尔在此基础上发展出极区坐标饼图(也称为"南丁格尔玫瑰图",见下图),相当于现代的圆形直方图,用以说明由她管理的野战医院内,病人死亡率在不同季节的变化。1859 年,她被选为英国皇家统计学会的第一个女成员,后来她还被选为美国统计协会的名誉会员。1863 年时,南丁格尔制定了医疗统计标准模式,被英国的各家医院相继采用,解决了当时以疾病命名与分类混淆不清的境况。

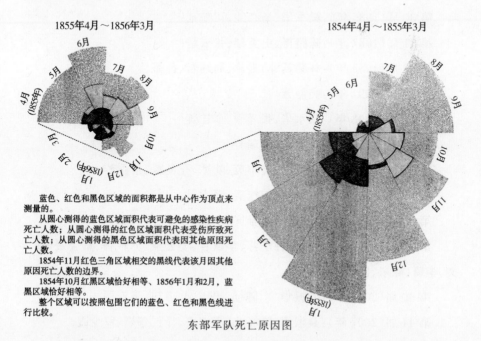

蓝色、红色和黑色区域的面积都是从中心作为顶点来测量的。

从圆心测得的蓝色区域面积代表可避免的感染性疾病死亡人数;从圆心测得的红色区域面积代表受伤所致死亡人数;从圆心测得的黑色区域面积代表因其他原因死亡人数。

1854年11月红色三角区域相交的黑线代表该月因其他原因死亡人数的边界。

1854年10月红黑区域恰好相等,1856年1月和2月,蓝黑区域恰好相等。

整个区域可以按照包围它们的蓝色、红色和黑色线进行比较。

东部军队死亡原因图

　　注:此图为南丁格尔绘制的极座标图饼图(来源:维基百科)。原图为彩图,本图中深灰代表原图中蓝色,浅灰代表原图中红色,黑色仍为黑色。

三、南丁格尔奖章

为纪念南丁格尔对现代护理做出的重要贡献，国际红十字会在 1907 年的伦敦大会上讨论设立南丁格尔奖章；1912 年，即南丁格尔去世后第二年，在美国华盛顿举行的第九届国际红十字大会正式确定颁发南丁格尔奖章，作为鼓励各国护士的国际最高荣誉奖。

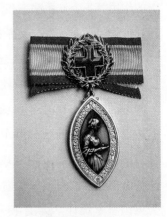

南丁格尔奖章

奖章章程规定每两年颁发一次，获奖人名单由红十字国际委员会在当年的 5 月 12 日公布，目前我国已有 79 位杰出护理工作者获此殊荣。

历届中国获奖者：

第 29 届（1983 年）：王琇瑛

第 30 届（1985 年）：梁季华、杨必纯、司堃范

第 31 届（1987 年）：陈路得、史美黎、张云清

第 32 届（1989 年）：林菊英、陆玉珍、周娴君、孙秀兰

第 33 届（1991 年）：吴静芳

第 34 届（1993 年）：张水华、张瑾瑜、李桂美*

第 35 届（1995 年）：孙静霞、邹瑞芳

第 36 届（1997 年）：汪塞进、关小英、陆冰、孔芙蓉、黎秀芳

第 37 届（1999 年）：曾熙媛、王桂英、秦力君

第 38 届（2001 年）：吴景华、王雅屏、李秋洁

第 39 届（2003 年）：叶欣、钟华荪、李淑君、姜云燕、苏雅香、章金媛、梅玉文、李琦、陈东、巴桑邓珠

第 40 届（2005 年）：刘振华**、陈征、冯玉娟、万琪、王亚丽

第 41 届（2007 年）：聂淑娟、陈海花、丁淑贞、泽仁娜姆、罗少霞

第 42 届（2009 年）：王文珍、鲜继淑、杨秋、潘美儿、张桂英、刘淑媛

第 43 届（2011 年）：吴欣娟***、陈荣秀、孙玉凤、姜小鹰、赵生秀、索玉

梅、陈声容、张利岩

　　第44届(2013年):蔡红霞、成翼娟、林崇绥、王海文、王克荣、邹德凤

　　第45届(2015年):杜丽群、宋静、王新华、邢彩霞、赵庆华

　　第46届(2017年):李秀华、杨辉、杨惠云、杨丽、殷艳玲、游建平

　　备注:＊山东青岛。

　　＊＊山东济南。

　　＊＊＊现任中华护理学会理事长、北京协和医院护理部主任。

第三节　南丁格尔护理引入中国

　　伴随着西医在中国的引入与发展,现代护理即南丁格尔式的护理模式开始传入中国,掀开了中国现代护理的新篇章。

一、早期来华护士

　　据记载,最早来华的西方护士是美国教会医院护士麦克奇尼(Elizabeth Mckechnie),之后,其他外国护士,如约翰逊(Frances Johnson)、信宝珠(Cora. E. Simpson)、盖仪贞(Nina D Gage)、贝孟雅(Hope Bell)等相继来华从事护理工作。外国护士来到中国开展工作,为西方护理传入中国创造了先决条件。下面简要介绍其中几位代表性人物。

(一)麦克奇尼——中国现代护理先驱

　　麦克奇尼女士是历史上第一个来华的美国护士。她是美国耶稣会传教士,1863年毕业于费城女子医院护士培训学校,1884年来到上海,加入莱芙辛德(Elizabeth Reifsnyder)的诊所。麦克奇尼初到中国后,发现简陋的医疗设备、国人的贫困、迷信以及对西方医学与护理的怀疑是开展护理工作的重重阻力。但她不畏艰难,与莱芙辛德医生等同事一起专心致志、努力开创工作局面,不久就远近闻名并得到了当地居民的信任。据说,麦克奇尼曾以火炉自制蒸馏水,亲手配置各种外用药膏,悉心配置各种医疗、护理用具,对当时医疗配置境况的提升做出了很大贡献。

至 1885 年,妇孺医院(上海)建成,医疗
条件大为改观,求医患者接踵而至。随着就
诊者的增加,麦克奇尼对于繁忙的护理工作
感到有些力不从心,于是她意识到应该筹备
培训中国本土护士,并于 1887 年在中国率先
开办了护士训练班,这可以认为是中国近代
护理教育的开端。1896 年,麦克奇尼在中国
工作了 12 年后返回美国,后来一直在医院从
事护理主管工作。1921 年 5 月,76 岁高龄的
麦克奇尼再次来到中国,故地重游,目睹中国
护理事业的发展与变化感叹不已。麦克奇尼
对中国现代护理的发展起到了极大的推动作
用,被称为"中国近代护理先驱"。

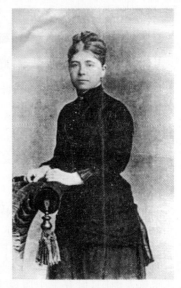

麦克奇尼女士

(二)信宝珠——中华护士会之母

信宝珠女士,美籍护士,毕业于内布拉斯加卫理
公会医学院(Nebraska Methodist Medical Col-
lege),美国基督教卫理公会妇女部派出的第一个受
训护士,1907 年来到中国福州,就任马高爱医院护
士长,在我国现代护理发展史上具有重要的地位。

信宝珠女士刚到中国时,中文里还没有"护士"
这一词汇。她在巡视各地教会医院后发现外籍护士
数量很少,稀疏地分散在各地医院里,每家只有 1～
2 名,甚至有的医院根本没有配置受过正规培训的

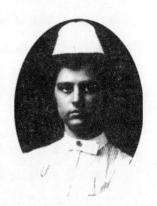

信宝珠女士

护士,本土护士更是寥寥无几。此外,她还发现在这里,照顾患者的工作被
当作苦力,被人轻视。种种现象让她意识到,培养大量中国护士迫在眉睫,
她随即给时任中华博医会秘书的高似兰医生(P. B. Cousland)写信请求援
助。在高似兰医生等人的支持下,由信宝珠女士创办的中国第一所护
校——弗洛伦斯·南丁格尔护士和助产士培训学校在福州成立。这所学校

于 1907 年开始办学,1909 年颁发出第一份毕业文凭。并从 1909 年夏天起,连续几年在江西牯岭组织召开全国护士协会筹备会议,国内多个地区派代表参加会议。信宝珠女士为于 1909 年创立的中华护士会做了许多前期准备工作,被誉为"中华护士会之母"。

　　在信宝珠女士等人的努力下,1914 年 6 月,中国护士会在上海召开了第一届全国护士代表大会,这次会议翻开了我国护理学历史的新篇章。信宝珠从 1922 年起担任中华护士会总干事,直至 1944 年返美。她所属的教会妇女组织曾向中华护士会捐赠资金作为中国护士教育基金。1946 年,第 15 届中华护士学会全国会员代表大会决议追认她为荣誉总干事。

　　(三)盖仪贞——中国护士会创始人

　　盖仪贞女士是在中国创办护士教育的第一位外国护理专家,曾获美国威莱士理工大学文学学士学位、纽约大学理学学士学位。盖仪贞女士于 1908 年由美国雅礼会派往中国,在湖南长沙创办湘雅医院护士学校,并任校长。

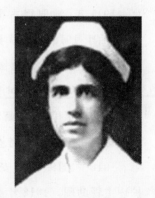

盖仪贞女士

　　1909 年,盖仪贞女士作为创始人之一于江西牯岭创建"中国看护组织联合会"(后更名为"中华护士会"),并担任首任会长。1912 至 1913 年,盖仪贞女士与 6 位外籍护士于牯岭多次会议商榷,讨论并制定了中国护士学校注册及中国护士统一考试事宜。1914 年,中华护士会第一次全国会员代表大会于上海召开,兼任大会主席与主持的即是盖仪贞女士。这次大会确定"护士"为从事护理工作的职业者,确定了护士学校注册章程,并决定从 1915 年开始举办全国毕业护士会考。也是在这次大会上,盖仪贞女士再次当选为中华护士会会长。

　　盖仪贞女士为中华护士会成立以及中国护士会考、护士学校注册、课程设置等标准的建立做了大量工作。她曾代表中国护士出席国际护士会会议,并向大会介绍了中国护理事业发展情况。盖仪贞女士一直关注中国护理事业发展,直到 1946 年病逝,曾留遗嘱赠书于中华护士会。

（四）沃安娜——北京协和医学院护士学校首任校长

美国护士沃安娜（Anna Dryden Wolf，1890~1985）是北京协和医学院护士学校筹建过程中的一位重要人物并担任首任校长。1890年，沃安娜出生在印度南部马德拉斯辖区的贡土尔，父母均为路德会传教士。1893年，她们姐弟4人离开父母返回美国，在北卡罗来纳州达拉斯、宾夕法尼亚葛底斯堡的亲戚家度过了7年，并在那里接受教育。1911年，她取得古彻学院学士学位，之后于1915年以优异成绩毕业于美国约翰·霍普金斯医院护士学校（John Hopkins School of Nursing）。

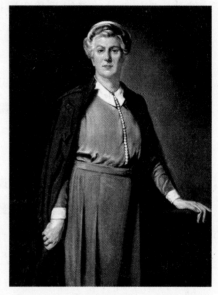

沃安娜女士

接下来的一年里，沃安娜顺利完成一项护理和医院管理的社会研究，并以此获得哥伦比亚教师学院艺术专业硕士学位。

1916~1919年，沃安娜在约翰·霍普金斯医院工作，职务是讲师和医院护理主管助理。1918年美国流感肆虐时期的经历使沃安娜认识到培养更多护士人力资源的重要性和必要性，也使她下定决心为医院护理工作及护理教育奉献毕生精力。沃安娜的出色表现，得到了泰勒（Adrian Taylor）、马克斯韦尔（J. Preston Maxwell）、麦克兰（F. C. McLean）和娜汀（Mary Adelaide Nutting）等美国护理前辈的赞誉。1915年，成立不久的中华医学基金会选定北京协和医学院作为办学校、建医院、培训护士的基地。一位计划前往中国北京的霍普金斯医院的医生询问沃安娜是否了解娜汀和古德里奇（Goodrich）的护理思想，接受过两位护理前辈教导并深受其影响的沃安娜给予了积极肯定的答复。于是这位同事鼓励沃安娜同他前往北京，并有预见性地谈到她们这些思想都将在北京新成立的护士学校实现，并且相信沃安娜完全可以胜任这项工作。于是，沃安娜由洛克菲勒基金会资助在1919年来到北京参与筹办协和医学院护士学校。

沃安娜受聘北京协和医学院期间同时担任护校校长和医院护理主管，学校和医院管理工作繁重，沃安娜没有家室且无独立管理工作经验，幸运的是当时有几位与沃安娜一起来到北京的美国护士能够协助她做些教学和管理工作。沃安娜凭借自己学习中文语言的优势，很快就融入了这里的工作。当时，人们对"护理"这一新兴学科的不理解、不认同是开办护士学校的首要障碍，因此，沃安娜走访了几所中学，寻找对护理感兴趣的学生。结果，第一届只招收了3名学生，课程采用全英文授课，因此不仅是学业内容，英语言的学习和运用也是对学生们的一大挑战，最终一位学生因学业艰辛退出，另一位因结婚退出，只有一位学生以优异成绩毕业。幸运的是，后来合格毕业生的数量逐年增长。这些毕业生在全国各地护理事业的发展中起到了很重要的引领作用，其中多位成长为中国护理界的精英和先驱，北京协和医院和护校成为国内其他地区建院、建校时纷纷效仿的蓝本。

在关于如何培养中国本土护士，应该采取怎样的办学方式等问题上，沃安娜曾征求她在美国的前辈和老师们的意见，其中包括曾经担任约翰·霍普金斯医院护士学校校长的娜汀。娜汀是一位有思想的护理人，出版过多部著作，作为护理教育家、史学家，她坚定支持护士学校与医院脱离，积极倡导将护理教育从学徒模式向学历教育模式转变。在她的影响下，沃安娜在协和期间坚持"护士培养与医院的经济利益分离，医院不得依赖护校学生护理病人"的观念。

1922年12月，正当沃安娜在中国的事业处于巅峰时，她接到了回国工作的邀请，但她回信婉言谢绝了。由于坚持己见，在有些问题上与校董会产生分歧，所以沃安娜的去留问题一直存在很多争论，终于在1925年沃安娜结束了她在中国的工作返回美国。

回国后，为有效开展工作，沃安娜意识到须首先了解本国当时的医疗卫生现状和需求。于是，她在公共卫生、护理机构进行了一些调研以熟悉学生毕业后从事公共卫生事业的相关情况。同时，她在返美后不久，就再次承担重任——任职芝加哥大学护理副教授及医院护士长，在这里，她再一次见证

美国马里兰州当地媒体的沃安娜讣告

了一个新医院的诞生和一支优秀护理团队的组建。1929 年,沃安娜成为芝加哥大学医院护理主管。1931 年,沃安娜被纽约医院邀请参与一个更大的项目——将 5 家医院的护理资源整合为一体,即新康奈尔医学中心,以满足所有联合医院的护理服务需求。在她与友人、同行的来往信件中可以看出,她在新康奈尔医疗中心的工作将是"建立高水平的教育资源,并将其与临床护理服务密切结合起来"①。在纽约医院任职护理学院院长和医院护理主管9 年后,沃安娜接受约翰·霍普金斯大学的邀请,正式任职约翰·霍普金斯

---

① 沃安娜与友人书信,资料来自约翰·霍普金斯大学艾伦·梅森·切斯尼医学档案馆。

大学护士学校校长。由于其在职期间工作成绩卓越,1955 年 6 月 19 日,沃安娜获得霍普金斯大学董事会颁发的杰出成就奖章,同月 30 日退休。退休后,她也从未放弃在霍普金斯大学建立一所以大学为基础、授予学位的护士学校的愿望,并为之积极努力。她的梦想终于在 1984 年新护理学校启用时实现,9 个月后,即 1985 年 7 月 5 日,沃安娜于圣彼得堡护理之家去世,享年95 岁。

沃安娜与中国有着深厚的感情,有一次搬家时不幸遗失了些物品,其中有从中国带回的壁挂等,她在给托运公司的信中提到:"这些来自于中国……于我有非常重要的意义……在我的心目中,它们有其他任何物品不可替代的位置。"①

二、西方护理学理论在中国的传播

随着西方医学在中国的传播与发展,培养中国本土医生和护士的重要性越来越受到传教士医生的关注。中华博医会首任主席嘉约翰就曾提出,训练中国本土的医生和护士比传教士直接在医院、诊所或是病床边照顾患者意义会更大。1880 年起,美国圣公会传教医师文恒理(Henry W. Boone)开始负责上海同仁医院(St. Luke Hospital)的工作,文恒理强烈呼吁,"应该建立培养西医的护士体系,医院、诊所和病房的工作需要更多的护士来完成,并指出护士的工作是高尚的,必须受到人们的尊重"②。

起初,训练中国本土护士的工作仅在少数沿海城市开展。1887 年,文恒理汇报他在上海同仁医院开展护士培训的情况时提到,"一名男护士和一名女护士接受了专业的护理训练"③。美国贵格会传教士巴特勒(Esther H. Butler)曾在芝加哥接受护士训练,1888 年,她开始在中国南京必比(R. C. Beebe)医生开办的医院从事护士主管和护士培训工作。同年,约翰森(Ella

①　沃安娜与托运公司书信,资料来自约翰·霍普金斯大学艾伦·梅森·切斯尼医学档案馆。

②　H. W. Boone, "The Medical Missionary Association of China—Its Future Work," *China Medical Missionary Journal*, 1887, 1(1): 1-5.

③　K. Chen, "Missionaries and the early development of nursing in China," *Nurs Hist Rev*, 1996, 4: 129-149.

Johnson)在福州的马戈医院(Magaw Hospital)训练女护士,随后陆续有本土护士毕业。1896年,美国传教士特尼尔(Julia M. Turneer)在广东实施了一个学制两年的护士教育计划。文恒理在1889年的报告中指出,从东北地区的满洲里到南方的广东,都有传教士男医生忙于教学和训练男学生的情况,与此同时,传教士女医生也开始了她们培养和训练女医生、女护士的工作。不过,在此期间,教会医院训练护士的初衷是为了满足医院的临床需求,还未曾思考中国本土护理教育的发展问题。

之后,全国各地教会医院纷纷开设护士培训班或附设护士学校,例如,1901年,上海同仁医院在美国人科芬(Lemuel Coffin)的资助下开办了一个小型护士学校;1904年,美国宾夕法尼亚大学的基督教会在岭南大学开设了医学系,并选派人员来华教授医疗、护理等课程;1905年,英国伦敦传道会、美国长老会和美以美会在北京共同参与了英国医生斯万利(Saville)在协和医学堂创立的护士训练工作。1906年10月护士学校成立,当时只招收男生,教科书全部从英文翻译而来。据统计,至1915年,美、英教会设立医学校23所,护士学校36所。1920年,随着北京协和医学院护士学校的建立,标志着我国迎来了早期护理教育的高潮。

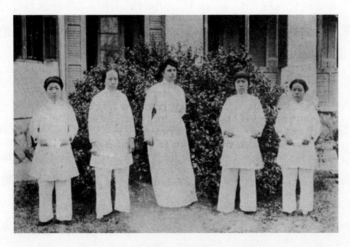

信宝珠女士(中)与福州弗洛伦斯·南丁格尔护士和
助产士培训学校第一届4名学生

除了着力于培训本土护士以外,翻译西方护理书籍和创办中文护理报刊是促进南丁格尔护理理念广泛传入中国的另一种途径。这些书籍和期刊有《护病教科书》《护病须知》《接产须知》《护士推拿法》《护病学》《牛津护理学手册》《医生到来之前》《见习护士手册》《护理饮食学》《护病新论》《看护要义》等等。这些被引荐到中国来的西方护理学理论和实践方面最早的教科书,对于南丁格尔护理在我国的传播以及我国早期护理工作者的成长起到了重要作用。

三、中华护士会的建立与发展

中华护士会(中华护理学会前身)的成立及《中国护士季报》的创办是我国现代护理发展历程中的里程碑事件。信宝珠女士来华后,为了实现统一管理和进一步推进护理工作,她认为中国应该效仿欧美等国成立全国性的护士组织,这将会有利于统一护理教育标准,从而更好地培养本土护士。1908 年,中华博医会开始印行活页《医学杂志》,于是她向当时担任博医会主席的高似兰医生寻求支持,她在信函中写到:"我们过去一直在医院里培训医学生,尚未在中国开启培训护士的工作,我认为在医学院培训医学生的同时可以在医院同时进行护士培训工作的时机已经成熟,就像在我们自己国家培养医生护士的模式一样。"[①]高似兰医生十分重视护士工作,因此极力支持她的倡议,并在 1908 年 11 月的《博医会报》上将来函和复函进行了刊登,并自愿充当中间人接收来自全国各地对此项工作感兴趣者的信件。令人欣喜的是,该倡议得到热烈响应,对后来中华护士会的成立起了重要的推动作用。除此之外,高似兰还在《博医会报》上为其提供了相应的版面,用以加强全国各地护士之间的交流,直至该机构有了自己的刊物。

在多方支持下,信宝珠、高似兰等外籍医生、护士于 1909 年 8 月在江西庐山牯岭召开会议,倡议成立全国性护士组织——中国中部看护组织联合

---

① Wang Chi-min, Wu Liande, *The History of Chinese Medicine*, Shanghai, China: National Quarantine Service, 1936, p. 560.

会,并于 1914 年 6 月召开第一次全国会议,并更名为中华护士会。据记载,参加此次会议的代表共 24 人,来自全国 21 所公立医院与教会医院,外籍护士 23 人,只有 1 名中国本土护士参会,她是天津北洋女子医院护士学校校长钟茂芳女士,也是第一位在国外受过专业护理培训的中国人。

1920 年,由中华护士会主办的《中国护士季报》创刊。1922 年,中华护士会护士教育委员会成立,盖仪贞女士当选为教育委员会首任主席。同年,中华护士会加入国际护士会,中国由此成为第一个加入国际护士会的亚洲国家。当时中华护士会的主要成员依然是传教士护士,她们主要来自美国、英国、丹麦、挪威、瑞典、澳大利亚等国家,年会的官方语言依然是英语。但随后,中华护士会的发展趋势越来越本土化。随着中国护理事业的不断发展,护士队伍不断壮大,到 1926 年底,护士会成员的 2/3 以上为中国籍护士。1926 年的中华护士会年会上更是有数量可观的中国本土护士参加,会议的官方语言确定为中文。中华护士会曾先后更名为中华护士学会、中国护士学会,1964 年更名为中华护理学会,延用至今。截至 2017 年,中华护理学会已经发展成为拥有 10 万余名会员、最具影响力的全国性护理组织,在推动我国护理学科发展、护理科技人才成长和医疗保健事业的进步等方面具有重要的引领作用。

从 1860 年南丁格尔创办世界上第一所现代护士学校,到 1884 年第一位南丁格尔式的美国护士麦克奇尼来华,从 1909 年中华护士会成立到1949年中华人民共和国成立,中国护理走过了百余年漫长而崎岖的路程,经历了坎坷、起伏和崭新的繁荣发展阶段,南丁格尔护理完成了向中国传入、根植和发展的历史进程,开创了中国近代护理发展的新纪元。

第三章　山东现代护理的兴起与发展

护理与医学是相伴而生的,与中国其他地区的情况一样,现代护理在山东的兴起与发展与现代医学在山东的兴起与发展有着千丝万缕的联系,教会在山东"藉医传教"的历程也正是现代医学和现代护理在齐鲁大地生根、发芽、开花、结果的过程。

第一节　早期基督教在鲁发展概述

西方教会组织早期在中国的传教活动历经波折,由于清政府奉行闭关禁教政策,传教士只能秘密地进行传教活动,他们的活动范围被限制在港澳、广州、福建的几个通商口岸城市,截至 1840 年,在中国的传教士仅为20 多人,信徒还不到 100 人。

1856 年爆发了第二次鸦片战争,这场战争主要在中英、中法、中俄之间进行,其结果是中国战败,清政府被迫签订了丧权辱国的《中英天津条约》《中法天津条约》和《中俄北京条约》。中英、中法天津条约的主要内容有7 项,其中两项规定:增开牛庄(后改营口)、登州(后改烟台)、台湾(后定为台南)、淡水、潮州(后改汕头)、琼州、汉口、九江、南京、镇江为通商口岸;外籍传教士可以入内地自由传教。这两项规定打开了传教士到中国内地传教的大门。19 世纪六七十年代,教会事业在沿海、沿江地区拓展的同时,开始向内地,向北方扩展,这一时期,来华传教士的数目迅速增长。

山东濒临渤海、黄海,地理位置优越,是较早接触外国思想的沿海省份。此外,山东是孔孟之乡,物资丰富、气候宜人,吸引了传教士的目光,因为这里是中国宗教和政治的发源地。基督教在山东的传教活动始于 19 世纪

60 年代初,因为第二次鸦片战争后,登州和烟台先后被辟为通商口岸,所以来山东的外籍传教士绝大多数都从登州、烟台登陆开始传教。据统计,先后来山东的基督教会主要有美国浸信会、美北长老会、英国浸礼会、美国公理会、美国美以美会、英国圣公会、英国圣道工会,瑞典浸信会、福音会、同善会以及德国柏林会和不分国籍的内地会等近 40 个教会组织。

最先进入山东的新教差会是美国南浸信会。1859 年,花雅各(J. L. Holmes)夫妇在山东烟台登陆;一年后,该教会海雅西(Jesse Boardman Hartwell)夫妇也来到烟台,他们一起组建了山东历史上第一个新教教会;1862 年,在登州建立了山东第一座教堂。1861 年,日后在山东产生广泛影响的美北长老会来到山东,倪维思(John Livingstone Nevius)夫妇和梅理士(Charles Rogers Mills)等人在登州建立起教区。他们与同期接踵而至的其他差会一道,在山东传播教义、建设教区、发展教徒。其中影响最为深远的两个教会当属美北长老会和英国浸礼会。

1861 年 5 月,美北长老会差会传教士盖利(Samuel R. Gayley)夫妇和丹福斯(J. A. Danforth)夫妇来到登州,6 月倪维思夫妇从宁波来,均暂无居所,在先到登州的南浸信会牧师海雅西家里落脚,是为登州长老会创设之始。据不完全统计,从 1861 年盖利、丹福斯两夫妇开始,截至日本大举全面侵华、抗日战争全面爆发的 1937 年,美北长老会先后来登州的正式工作人员,有据可查居住至少一年以上者即达 86 名之多。长老会先后在山东建立了登州、烟台、潍县、济南、沂州、济宁、峄县、青岛、滕县 9 个教区。

1859 年,英国浸礼会传教士霍尔(C. J. Hall)夫妇到达烟台,开始了在山东的传教活动。1870 年,李提摩太(Timothy Richard)到达烟台,这时最初来山东的 8 名传教士已先后亡故或回国,李提摩太成为英国浸礼会在山东的唯一一名传教士。他离开烟台进入山东内地,在青州开辟传教区。他在青州附近旅行布道,注意结交清政府官员和秘密社会首领,在 2 年内发展了300 多个教徒。在 1877 年的"丁丑奇荒"中,李提摩太利用赈灾活动传教,扩大教会的影响。1880 年后,怀恩光(John Sutherland Whitewright)、库寿龄(Samuel Couling)、秀耀春(F. Huberty James)等传教士来到山东,该会势力迅速扩大。到 1935 年，该会有传教士 35 人，华人传道员 74 人，教徒 5389 人。英国浸礼会的宣教区主要分布在济南以东，黄河以南、鲁中山脉以北的山东中北部地区，宣教区比较集中。

美国浸信会的重点宣教区域主要在胶东半岛的西北部，大概今天胶东半岛蓝烟铁路（即墨蓝村—烟台）以西的地区。此后，美国浸信会才走出登州—烟台一带的胶东半岛，开始向全省发展：1916 年，传教士崔怡美至青岛开设宣教区，并向即墨、寿光一带发展，形成鲁东宣教区；1919 年，该会派传教士娄约翰（John W. Lowe）到济南，于 1920 年开设济南宣教区，并由济南发展到平阴、齐河、平原、济阳等地，形成鲁中宣教区；1921 年开设济宁宣教区，并向泗水、邹县、嘉祥、巨野、郓城等地扩展，后形成鲁西宣教区。

其他教会组织，如英国的圣道公会（循道公会）在山东的传教工作始于1866 年，宣教区域涵盖晚清武定府黄河以北的地区，宣教中心在乐陵县朱家寨。美国公理会以恩县（现在武城县）的庞庄为传教中心。美以美会在山东的宣教区集中在鲁中山地以东，黄河和运河以西的地区。1879 年，美以美会派传教士朗登（W. C. Longden）在泰安城西购地建教堂，作为该会在山东的传教中心。此外，一些小的教会组织因其势力范围较小，且开辟的教区多被其他差会纳入传教范围，故不再赘述。

教会在山东的医疗事业相对起步较晚，且都依循各自的宣教区域发展。

第二节　现代医学在山东的传播

19 世纪的山东卫生状况落后，疫病连年流行，霍乱、鼠疫、伤寒、天花、麻风等传染病严重威胁着人们的生命，中医采用传统的中草药疗法，并不能遏制传染病的盛行。此外，由于中医在发展过程中受到道教、佛教的影响，不可避免地掺杂有迷信的因素，部分有害身心的积习使疾病得不到正确的认识和治疗。

传染病的流行和当时落后的生活环境和卫生观念有很大关系，来华传教士这样描述道："医药缺乏，公共卫生习惯与设施几乎完全缺乏……多数人不知卫生之道,疾病甚多。"①直到 20 世纪初,"周期性爆发的流行病如疟疾、天花、霍乱对人们的生命和健康造成极大影响,麻风在一些地方盛行,对基本卫生常识的无知,造成了结核病的传染和其他疾病的盛行"②。山东当时迫切需要医疗技术的现状为西方现代医学的传播提供了契机。

一、开办医院"施医舍药"

山东教会的医学事业始于 19 世纪 60 年代初,包括美国长老会、浸信会、公理会、美以美会,英国浸礼会、循道会等 12 个教会组织,纷纷开设医院和医校,山东的现代医学由此肇始。

第一个来到山东的新教医学传教士是美国北长老会传教医师麦嘉缔(Divie Bethune McCartee)。1862 年 7 月,正值霍乱猖獗时期,已在宁波工作 18 年的美北长老会传教医师麦嘉缔和妻子被派到山东烟台行医传教。然而他在烟台的工作却很不顺利,他本想在烟台开设一个诊所或医院,但"商民知其贷房,不地为行医且为传道,故甚不乐"③。因此他的设想没有实现。由于工作开展的不顺利,麦嘉缔不得不于 1865 年返回宁波。

麦嘉缔走后,继而前往烟台开展传教事业的是郭显德(Hunter Corbett)夫妇。身为注册护士的郭显德夫人苏紫兰(Harriet Robina Sutherland)于 1889 年在烟台毓璜顶教堂附近设立一诊所,初期诊所主要为教会学校学生服务,后来,亦接诊市区内外的患者,但多为妇孺。1900 年,重建一新诊所,仍由郭显德夫人主持,是为烟台毓璜顶医院的前身。1908 年,嵇尔思(Oscar F. Hills)来到烟台接管诊所并扩大规模,采取分科治疗的方法,在此基础上于 1913 年成立了毓璜顶医院,1914 年秋,医院正式开业,嵇尔思为首任院长。

① 杨懋春:《齐鲁大学校史(一)》,《山东文献》(台湾)1983 年第 9 卷第 2 期。

② H. R. Williamson, *British Baptists in China*(1845-1952),Lodon:The Carey Kingsgate Press Limited,1957.

③ 连静斋:《郭显德牧师行传全集》,上海广学会,1937 年,第 162 页。

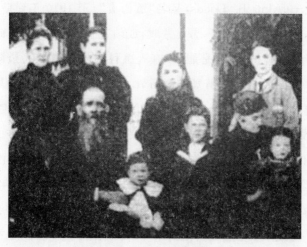

郭显德、苏紫兰夫妇及家人

　　登州虽然是各国教会最先到达山东传教的地方,但"自登州府设立教会以来,十年之内,未有医院"①。1871 年,教会派遣柏德森(J. P. Patterson)牧师来登州从事医学和传教工作,设立诊所,这是登州的第一个医学传教士。1873 年,卜立思(S. F. Bliss)大夫来到登州继柏德森之后经营诊所,他仅在登州工作了 1 年。1878 年,女医学博士克利斯(A. D. H. Kelsey,时人称"克利斯教士"或"克利斯姑娘"。"姑娘"是登州人对单身女士的称呼)来到登州,在东大寺设立医院,这就是"蓬莱医院"即"美北长老会登州长老会医院"。克利斯教士于 1882 年 12 月离开登州。

　　克利斯离开登州以后,1883 年秋,毕业于美国宾夕法尼亚大学的医学博士聂会东来到登州,接替克利斯的工作续办医院,兼办药房。登州长老会医院在他主持期间"日渐发达"。1890 年,聂会东牧师被调往济南开辟医疗事业,寇得满(Robert Coltman)牧师接替了他的职位,1893 年,寇得满牧师离开登州,前往北京工作。同年 11 月,慕维甫(Walter F. Seymour)牧师来登州接替寇牧师的工作继续经营医院,医院较聂会东时又有所发展。慕维甫牧师一直在蓬莱长老会医院工作,直至 1918 年转赴济宁教区工作。在此期

①　连静斋:《郭显德牧师行传全集》,上海广学会,1937 年,第 179 页。

间,道阿玛教士(Alma B. Dodds,又名"道德贞")于1910年到登州协助"掌理医院事务,兼开护士训练班,男女并收,成绩甚佳,虽有许多离此而去自谋生活者,然所留之看护士,皆是能手,有入医科大学资格"①。道阿玛到登州后,长老会医院先后得到美国塞维朗斯(L. H. Severance)先生和顾德(Helen Gould)女士捐助11500元美金,使医院内可同时容纳40位患者,"冬有汽炉,夏有风扇",还设有手术室和传染病隔离室。在当时的条件下,这样的医院可说是有模有样了。下面以图表形式呈现聂会东的登州长老会医院工作报告。

美国长老会在山东省会济南的传教工作始于1871年,这一年,传教士迈尔文(又译为"麦尔文因""文璧",Jasper Scudder McIlvaine)向差会申请从北京来到济南,建立了长老会在济南的第一个传教站。1878年,他在自己租住的传教所附近租房开了间诊所兼药房,时称"文璧诊所",主要目的是为周围的老百姓诊病和提供日常用药。该诊所后来经过传教医师洪士提凡(Stephen A. Hunter)等人的不断努力,规模逐渐扩大,院址也迁到了济南东关的兴华街,时称"文璧医院"(McIlvaine Hospital)。

1890年,聂会东夫妇到达济南负责教会在济南的医疗事务,他与李佳白(Gibert Reid)、范斯柴可(I. L. Van Schoick)扩建了在济南东关兴华街的"文璧医院",将其定名为"华美医院",这是济南首家西医医院,也是当时分科最全的医院。在聂会东的1891~1896年度工作报告中可以看出,该医院是依靠传教士文璧的遗产建立起来的,地皮和建造医院的费用总计5000墨西哥银元。

医院总床位数达到了35~40,实行男女分诊,对绝大多数患者免除诊疗费,并开始实行医护分工。在聂会东等人的努力下,华美医院迅速发展成山东第一的医院。据统计,1891~1896年共收治患者87766人次,1894~1896年开展各种手术计446台次。1895年医院又附设女医院,以妇产、小儿科为主,并接受产妇住院分娩,有产床15张。1934年后,华美医院并入齐鲁医院。

---

① 连静斋:《郭显德牧师行传全集》,上海广学会,1937年,第179页。

STATISTICS FOR 1888.

New Out-patients	1,896	
Old ,, ...	1,887	
Hospital ,, ...	61	
Total No. of Patients ...	**3,344**	

Diseases of New Patients.

General Diseases	189
Surgical ,, ...	209
Respiratory Tract	96
Alimentary ,, ...	433
Eye and Ear...	85
Skin Diseases	265
Miscellaneous	119
	1,396

List of Operations.

Amputation of Fore-arm ...	1
,, ,, Thumb... ...	1
,, ,, Penis	1
Tumors excised	7
Fistula in Ano	2
Circumcision	1
Needle-and-fish Spine cut out...	2
Shoulder set	1
Ascites tapped... ...	3
Abscesses and Boils lanced ...	14
Necrosed Bone...	1
Teeth pulled	55

1888 年统计数据	
新的门诊患者······ 1396	手术
原有门诊患者······ 1887	前臂截肢······ 1
住院患者······ 61	拇指截断······ 1
总数······ 3344	阴茎截断术······ 1
新患者所患疾病	肿瘤切除······ 7
常见疾病······ 189	肛瘘······ 2
手术······ 209	包皮环割术······ 1
呼吸系统疾病······ 96	脊椎切除针刀棘上韧带松解术······ 2
消化系统疾病······ 433	肩膀手术······ 1
眼部、耳部疾病······ 85	腹水抽吸······ 3
皮肤疾病······ 265	脓肿和脓疮······ 14
多系统疾病······ 119	骨坏死······ 1
1396	拔牙······ 55

聂会东在登州长老会医院 1888 年工作报告统计数据

长老会在潍县的传教工作开始于 1883 年,由良约翰(J. H. Laughlin)
牧师夫妇和狄乐播(Robert M. Mateer)牧师夫妇负责,其在潍县建教堂、学校、诊所,取名"乐道院"。1904 年,诊所扩建为医院,取名"美国长老会医院"。医院设置病房,男女分诊。1913 年,美国外科医生海姆博格(L. F. Heimburger)到医院工作并任院长,医院的医疗技术水平有了很大提高。20 世纪20 年代,美籍医生梅仁德(Everett Elliott Murray)筹资扩建医院,1925 年,医院扩建成功,改名为"潍县基督教医院",由潍县名医张执符任院长。此时,医院共设病床 72 张,有内、外、妇产、小儿等专科,还设有手术室、X 线室、化验室,职工 80 余人,日诊患者 40~50 人次。

1890 年,美国长老会牧师方伟廉(William P. Chalfant)、医师章嘉礼(Charles F. Johnson)来临沂城传教行医,次年办教会医院——临沂基督教会医院。1912 年,美北长老会教徒捐款,由美国人丁雅悯于临沂城南关创办基督医院。1914 年,长老会又出资,由美国人明恩美(Emma Fleming)建女医院,实行男女分诊。1924 年扩建,男女两院合并迁至今临沂市人民医院院址,由丁雅悯任院长,仍实行男女分诊。

这一时期,长老会还在济宁、滕县、峄县等地分别建立了医院。

最早到山东的浸礼会传教医师是卜维廉(Winiam Brown)。1870 年,卜维廉以传教医师的身份到达烟台,开办了一个小型医院,这是英国浸礼会在山东开办的第一所医院。

1885 年,浸礼会传教医师武成献(James Russell Watson)来到青州,在教会施医所的基础上组建了"青州大英帝国浸礼会施医院"。1892 年,他又利用募捐的款项扩充新建办公楼、门诊和病房,使医院成为拥有 50 多张病床、30 多名医护人员的正规医院,并把医院更名为"青州广德医院"。此后几年里,广德医院陆续增加了诊察室、手术室、药物实验室等,病床增至 100 张。1907 年,英国艾宗敦基金会(Robert Arthington)为浸礼会筹款 9000 英镑,这些钱中的一部分被用来扩建广德医院,医院规模进一步扩大。

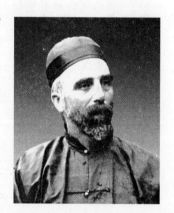

武成献医师

1889 年,英浸礼会传教士仲钧安(A. G. Jones)在邹平开办诊所。1901 年,定名为"施医院",巴德顺(Thomas C. Paterson)任院长。设有病床 10 余张。另有传道员对患者进行传道。1915 年,施医院全部迁往周村与其他诊所合并,更名为"复育医院"。

1908 年,传教士蔚蓝光(W. A. Wills)在周村东门外购地,建了一所医院,命名"复育医院"。1915 年,邹平施医院前来周村与复育医院合并组成新的复育医院,医院规模扩大,武成献任第一任院长。复育医院在 1920 年左右就有病床 40 多张,拥有医用 X 线机、显微镜等仪器,有设施齐全的手术室、化验室,每天就诊 80 人以上。

自 19 世纪 60 年代初基督教新教传教士将现代医学的火种带到齐鲁大地,到 20 世纪 30 年代末期,山东已有 28 家教会医院,分别是烟台的毓璜顶医院、青州的广德医院、周村的复育医院、沂州的怀麟医院、临清的华美医院、德县①的卫氏博济医院、滕县的华北医院、平度的怀阿医院、滨州北镇的宏济医院、滨州武定的如己医院、莱州的梅铁医院、登州长老会医院、乐陵朱寨子的循道施医院、青岛信义医院和济宁的德门医院等。医院为民众看病治疗提供了新选择,越来越多的人选择到西医院就医。

二、兴办医校培养人才

伴随着教会在山东开办医院、"施医舍药",一些医学传教士主张进行正规的医学教育,至 19 世纪 60 年代末 70 年代初,现代医学教育开始开展起来,到了 20 世纪初,医学传教士对医学教育更加注重。其原因有两个方面:(1)义和团运动期间,许多地方的医学传教士撤离,如邹平的施医院,义和团运动爆发时,传教士医生离开后,当地没有胜任的中国医生,医院不得不关闭,1902 年,传教士又回来将医院修整开张,而临清的医疗工作也是由于那里的医生在 1900 年返回美国而停顿下来,在这种情况下,传教士们可以找到中国基督教牧师和教师继续为教堂和学校工作,但却无法找到足够的受过

---

① 德县,今德州市平原县陵城区。

现代医学训练的中国医生来继续开办医院,当传教士重新回到自己的工作岗位时,他们已认识到,创办好的医科学校以培养能够胜任工作的中国医生(而不是助手)是十分必要的。(2)20世纪初,山东省只要有基督教会的乡村和城市,就有教会医院或诊所,在这些医院或诊所里,每年都有成千上万名患者得到治疗,传教士医生在对当地民众治疗疾病的过程中,以精湛的医术博得了信任,到教会医院里求医的人数不断增多,而教会医院没有足够的医生、药剂师和护士,像美国公理会在庞庄建立的医院只有3名医生,而他们最多一年要治疗患者26000人,平均每天要接诊70人,鉴于以上的情况,许多医学传教士主张发展医学教育以弥补人力的不足。

早期医学教育开始时,是在教会医院里进行的。传教士们仅仅是为了医疗上的需要,一边行医,一边传授医学知识,在医院和诊所招收1~2名生徒,授以浅近的医学知识,目的是训练他们担任护理工作或传教士。这种方法从表面上看类似中国传统的生徒传授,但就其教授内容看,已是近代西医的教育范畴。医学传教士除传授给学生医疗技术外,还教给学生一些近代西方生理学和医学知识,并结合医疗实践进行教学。但是,用这样的办法培养出来的人数极少,远远满足不了医疗上的需要。比如,英国浸礼会医生卜维廉在烟台开办医院时,收了4名中国人当学徒,教他们西洋医学知识,故有人称他为"山东播下西医教育种子的第一人"①。

然而这种学徒式的训练方法受种种局限而成效不高。掌握西医,必须从基本原理和基础知识入手,因而只有创建学校,才能使西医知识的传授正规化、系统化,才能培养出全面了解和掌握西医的人才,所以医校的建立势在必然。

1883年,初到登州的聂会东,原本想在登州文汇馆开设医科,由于条件所限未能如愿。1887年,他在主持登州长老会医院工作的同时,又租赁了一所寺庙的几间房舍,用作教室办学授徒。他招收了5名学生,采用自己编译的教材,传授西方医学知识,被称作"齐鲁医学教育的源头"。在到济南工作

---

① 杨懋春:《齐鲁大学校史(二)》,《山东文献》(台湾)1983年第9卷第3期。

的第二年即 1891 年,聂会东创办了"华美医院医校"。该校当年即招生 5 名,至 1902 年,该校共有学生四个班 22 人,皆为男性。

就在聂会东于登州设馆授徒的同时,英国基督教浸礼会的传教士武成献博士在青州也开始了医学教育。1892 年,他利用从国外募捐的部分款项,扩建成了"青州广德医院"(Tsingchow Kwang Teh Hospital)和"青州医学堂"(现益都中心医院和益都卫校)。在此前后,英国基督教浸礼会的巴德顺和美北长老会的章嘉礼分别在邹平、临沂的教会医院也陆续附设了医学堂。以上这些教会医学堂共同构成了山东现代医学教育的最早雏形。

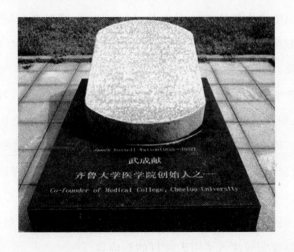

1902 年,英国浸礼会和美国北长老会决定合办"山东基督教共合大学"。第二年秋,分处济南、青州、邹平、临沂四地的 4 所教会医学堂与聂会东创办的华美医校合并,称为"山东共合医道学堂",由聂会东担任校长。1907 年,英国基督徒艾宗敦(Robert Arthington)捐巨资给英国浸礼会,同时美北长老会也募到了一批款项,两教会在济南南关英国基督教浸礼会礼拜堂以西动工兴建学堂。1917 年,齐鲁大学成立,共合医道学堂成为大学的医科,聂会东为首任科长。从此,山东的现代医学教育进入了蓬勃发展的新时期。

第三节 传教医生的呼唤——现代护理引入山东

山东的现代护理也是伴随着西医和宗教的传入开始的。同在华的其他传教士一样，驻鲁传教医师们在当地开办医院、诊所，但在当时，几乎没有可以独立从事护理工作的受训护士。这些医院、诊所往往只是招收 1～2 名学徒，简单训练后让他们承担一些简单的护理工作，这些学徒通常是男性，或者是由传教士夫人兼任。然而到了 1900 年之后，教会在中国迅速发展，教会医院的数量也随之大幅增加。据记载，1905 年，全国教会医院达 166 所，诊所 241 所。截至 1894 年，在山东省境内，仅美北长老会就至少开办了 5 家诊所和 4 所医院，主要集中于传教士比较集中的芝罘（现烟台）、潍县（现潍坊）和济南。随着教会医院的不断增加以及人们对西医的认可，导致就诊患者越来越多，来华工作的外籍护士在数量上远远满足不了教会医院的发展和社会的需要。传教医生发现除了培养中国医生外，也需要进行本土护士的培养，认为教会医院"现时最紧迫的需要之一，即是受过良好训练的中国护士和助手"①。在此情形下，全国各地教会医院纷纷附设护士学校，开始着手大量培训中国护士，并致力于使护士成为值得训练且受人尊敬的职业，为近代山东医学教育领域注入了引人注目的新内容。

学者们普遍认为，山东现代护理教育始于 1910 年前后，开创者是来山东工作的第一位传教护士——来自英国浸礼会的劳根（Margaret Falconer Logan）。劳根女士于 1909 年，受教会派遣从英国来到中国，先是安排到浸礼会在青州开办的广德医院从事护士工作。当时，广德医院在武成献的领导下刚刚经过了扩建，规模较前扩大了很多，急需训练有素的护士来承担繁重的护理工作。劳根边工作边观察，根据医院的实际运行状况，她提出，必须尽快培养大量的护理人员来满足临床需求。于是，武成献与劳根开始积极筹办山东当地的护士教育，教育模式依据 1909 年成立的中华护士学会的

---

① 杨懋春：《齐鲁大学校史（三）》，《山东文献》（台湾）1983 年第 9 卷第 4 期。

相关规定,比如护士教育学制应为 4 年、使用规定的教材等等。

最初,护士培训学校的招生工作遇到了很大的困难,主要原因是护士工作不被群众理解,被认为是等同于伺候人的工作,受人轻视,因此,学员的招收很是缓慢。在这种情况下,他们仍然坚持培训当地护士的信念,先是雇佣了几名清洁工人,还说服了青州女子中学的 3 名基督徒女生,招收她们为学校第一批学生。1911 年,青州广德医院护士学校成立,武成献任校长。1915 年,武成献调往周村筹建抚育医院,巴德顺任广德医院院长。1918 年,一战结束后,在在鲁传教医生、护士的共同努力下,护士学校逐年扩大招生。1934 年,英国浸礼会派遣传教护士伊高美丽女士(H. A. Emmott)来到青州广德医院护士学校任职。伊女士是中华护士学会早期永久会员,在她的协助下,广德医院护士学校于 1935 年完成了在中华护士学会的注册,自此,广德医院护士学校毕业的学生可持中华护士学会颁发的会考毕业证在全国就业,且其办学规模、办学条件逐渐改善。

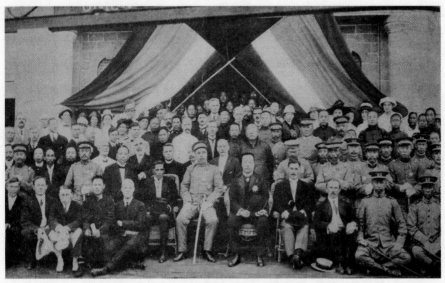

1915 年 9 月 27 日,山东基督教共合医道学堂新医院启用仪式
(前排中间持军刀者为时任山东督军靳云鹏)①

---

① 《医学院报告(1924 年)》(英文),山东省档案馆,档号:J109-03-0041-003。

就在劳根被派往济南的当年,英国浸礼会传教士巴慕德博士(Harold Balme)也被差会调到济南并负责于 1904 年成立的山东基督教共合医道学堂附设新医院的筹建。巴慕德到济南后即着手制订了详细的附设新医院的兴建计划,1914 年附设新医院开始动工兴建,1915 年夏天竣工。竣工后的新医院拥有可容纳 250 人就诊的候诊室、5 个门诊间、1 个药房、1 个外科手术室、1 个眼科部和 110 张床位,是当时中国最现代化的医院。

随着附设新医院建设的即将完工,他们越来越迫切地感受到大量的受过专门培训的护士对这所新生医院未来的重要性。于是,劳根女士前往广德医院护士学校挑选了 3 名毕业生并带上了几名有医院工作经验的清洁工到济南做自己的助手,着手在济南再创办一所更大规模的护士学校。她向国内的各个教会学校发去招收护士的通知,同时向人们解释护士这个职业在西方国家的社会地位。令她感到惊喜的是,在通知发出后不久,就有 40 多人报名,而且都是基督徒,且都是高中生。她从这 40 多个候选人中挑选了 12 人,安排她们在刚刚接受了第一批患者的附设医院试工 1 个月。在这 1 个月里,这 12 学生不接受理论课的学习,只从事接收患者、帮助他们清洁等一些相对简单但却繁重的工作,夜班、白班轮值交替,工作强度之大可想而知。就这样,山东基督教共合医道学堂附设护士学校于 1915 年正式成立,学生数量逐年增加。

1917 年,齐鲁大学成立,山东基督教共合大学医科成为齐鲁大学的医学院,其附设护士学校也随之成为医学院的护理专科。

第四节　从护士带徒到护士培训学校

早期护理人员的培训既无学制也无教材,是医院工作的护士以师传徒的形式教学。之后,在山东的各教会医院相继开办护士学校,进行护士的专业教育与培训。早期的护校是以医院为主创办的,除少数国立或私立护校外,都基本附属在医院,有些培训学校在建立之初尚不完备,但大多经过发展后都逐步完善起来。护理教育制度方面,全国形势如早期的燕京、协和护士学校实行 5 年教育,中学毕业入学,前 2 年为护士预科,后 3 年为护士专业课程,毕业可取得学士学位。然而经过一个阶段实践后,一些学校作了改变,招收初中毕业生,学制 3～4 年。以后除少数学校外,基本沿袭这一模式。1952 年前后,院系、专业调整,仿照苏联模式,许多护校渐渐独立办学,仅少数医学院校或医院保留附属护校。早期的隶属特点,使护士教育在入学程度、学制、教学内容、教学要求等方面参差不齐。如入学程度,早期有录取小学程度者,尔后有要求高中毕业,甚至需经医学预科学习后才能入学。1935年 4 月,内政部和教育部联合颁布了《中央高级护士职业学校章程》《高级护士职业学校通则》等对入学程度、学制、应授科目、实习时间等有了明确规定,但各校的实际做法仍不一。1937 年,抗日战争全面爆发,一切服从战时,体制更难统一。到抗战胜利后,护理教育在各地发展也不平衡,当时各校基础课科目不一,即便科目相同课程内容也不同。

在山东,先后发展起来的护士培训学校各有其资源和办学特色,各传教会在鲁护士学校中比较有代表性的是齐鲁护士学校、烟台毓璜顶护士学校、苏氏护士学校以及青州广德医院护士学校等。

一、齐鲁护士学校

1890 年,美北长老会传教医师聂会东及其夫人由登州调往济南,开展教会事业。同年,聂会东夫妇与洪士提凡夫妇(医生)以及安德逊女士(护士)一同在教会诊所工作,医护初步分工,由此开启了济南的护理工作。与此同时,为培养更多的医生,聂会东也致力于筹建医学校,即华美医院医校。1903 年,济南、邹平、青州、临沂所办的 4 所医校进行合并,成立山东共合医道学堂。

1911 年,共合医道学堂的医道大讲堂(现山东大学齐鲁医院新兴楼)竣工投入使用,成为当时教会在华所办的全国四大学堂之一,并于 4 月 17 日举行典礼,时任山东巡抚的孙宝琦参加了典礼并进行了捐款。自此,共合医道学堂固定校址,共合医院设备也逐步完善,但护理人员极度缺乏,"那时,患者的饮食起居,多由亲戚朋友料理,由于他们既不懂卫生也没有营养知识,看护情况远非令人满意"[①]。基于此,英国基督教会浸礼会于 1913 年将劳根

---

① [美]郭查理:《齐鲁大学》,陶子亚、鲁娜译,珠海出版社 1999 年版,第 116 页。

女士由青州医学堂调至共合医院工作,同时进行护士训练。

　　在各方努力下,共合医道学堂于 1914 年附设护士培训班,并于 1915 年成立护士学校,由劳根女士任校长,学制 4 年。当时护校教员只有劳根女士一人,工作的同时进行护士培训,任务相当繁重。因此波拉德女士(Ethel Pollard)、巴莎·狄克莱克(Bertha Dinkelacker)和爱菲·狄克莱克女士(Effie Dinkelacker)被派往济南协助劳根女士,在这三位传教护士的协助下,情况大为改善。由于这三位护士均毕业于美国和英国的护士学校,都经过了专业培训,因此,在教学管理工作方面沿袭了她们国家的各项规章制度,要求极为严格,护理文书等文件均用英文书写。甚至有不准谈恋爱、不准男女护士互相谈话、必须信仰基督教等规定,学生稍有不慎就可能被开除,例如有个学生因提前起床 1 小时而被开除学籍。

　　第一届 6 位护生毕业于 1919 年,其中有 2 位进入齐鲁大学医院工作,毕业仪式于当年的 4 月 30 日在医学院大会堂举行,一位省级官员和英国领事参加并发言,还有多位各方代表出席。这 6 位护生毕业时,还另有 32 名实习护士在校接受培训,其中女生 12 名,男生 20 名,由 4 位外籍护士进行培训指导。1919 年的护校报告中指出:"尽管仍处于起步阶段,但此时中国新兴的护理事业正显示出真正的活力和前景……可以毫不夸张地说,没有哪项工作比照护病患更被民众所需要。"①1923 年,该校在中华护士会备案。建校 10 余年间,护士学校发展迅速,至 1926 年,护校共有校长 1 人,3 名外籍护士,8 名已毕业的中国护士,护生 46 名。同年,以匹兹堡的卡洛琳·达维亚(Caroline Davia)女士命名的"护士之家"开始投入使用。它可容纳40人居住,是一个有着砖瓦屋顶、蒸汽供暖、电力发光的现代化建筑。它的东邻是护理主管和主管助理的住所,这样女护士们终于有了合适的居住场所。

　　1926 年起,护校开始试行女护士在男病房工作,并取得了令人满意的效果。1927 年的报告中写道:"现在,已毕业的和未毕业的女护士都在内科和外科男病房工作,而且没有出现任何问题。"②1927 年,劳根女士返国,北京伊丽莎白-梦-戴维斯纪念医院(Elizabeth-Sleeper-Davis Hospital)的宋芳溪女士(F. R. Wilson)被调至济南代理校长一职。

---

　　①　《齐大医院报告》(英文),山东省档案馆,档号:J109-03-0040-003。
　　②　《医学院报告(1927 年)》(英文),山东省档案馆,档号:J109-03-0041-006。

护校办学日益成熟,至 1930 年,学制仍为 4 年,按照要求考生在投考该校前要先从护士长处申请志愿书,并附原毕业学校校长证明,外地学生除此之外还要另寄照片一张。要求学生年龄为 18～25 岁,高中毕业生优先录取。入学前由本院护士对其进行体格检查,接受护士长面试一次,缴纳费用共计62 元(包括学费 50 元,医院物品损失费 5 元,中华护士会会费 7 元),学校发放制服、书籍,入学后前 6 个月为试用期,试用期内需要自备两件蓝大褂,6 个月合格期满者即成为本校正式学生,之后工作服由学校提供。每年 9 月开学,4 年的课程包括基础解剖学、看护实践、细菌学等(见表 3-1)。4 年中,学生每年有假期 4 周,若学生上学期间生病,则一切事宜均由学校为之安置。护士毕业时,须通过中华护士会每年一次的考试方可获得本校毕业证书。

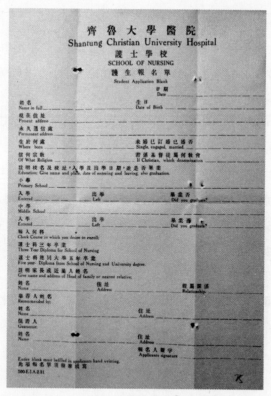

护士学校报名单①

---

① 《1930～1931 年齐大医院护士学校章程》,山东省档案馆,档号:J109-03-0104-003。

表 3-1 护士学校课程[①]

学年	所学课程
第一学年	解剖学与生理、看护实习、细菌学与卫生学、药学与溶剂、看护伦理学、化学与饮食学、英文
第二学年	高级看护实习、药物学、产科看护法、小儿科、内科病症（讲义）
第三学年	妇科看护法、小儿饮食调剂法、耳鼻喉病症与看护法、皮肤病学、按摩术看护之历史
第四学年	结核病、公共卫生看护法、学校与工厂之看护法、病案考察监督之经验

1929 年,护士学校与文理两学院开办护理独立科,5 年毕业（预科 2 年,正科 3 年）,入学时应试资格与文理两学院相同。自此,报考学生既可选择四年制护士学校,也可选择五年制看护科。

1941 年,护士学校在太平洋战争后停办,建校 26 年期间,共招收学生 20 届,毕业护生 159 名。

1946 年,抗战胜利后,护士学校利用美国红十字会捐款进行修缮,当时由于极度缺乏护理人员,为在短期内培养出训练有素的护理人员,密拉女士（Geneva E. Miller）着手办理助理护士培训班。同年 9 月成立护士专修科,次年更名为高级护士学校（简称"护专"）。

该校于 1952 年全国高等学校院系调整后停办,共招收 5 届学生,为我省各医疗单位培养了护理骨干人才 47 名（见表 3-2）,全部为女性。

---

① 《1930～1931 年齐大医院护士学校章程》,山东省档案馆,档号:J109-03-0104-003。

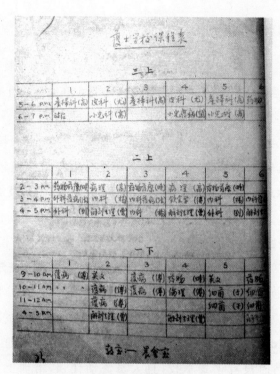

护士学校课程表①

表 3-2　　　　　　　　　高级护士学校招收护生情况一览表

专业	年级	学制	毕业人数	入学时间	毕业时间	备注
护士	第一届	3	1	1946.9	1950.6	休学 1 年
护士	第二届	3	18	1948.2	1951.4	
护士	第三届	3	13	1948.9	1951.8	
护士	第四届	3	12	1949.3	1952.1	
护士	第五届	3	13	1949.9	1952.8	
合计			47			全系女生

---

① 《齐鲁大学报告》，山东省档案馆，档号 J109-03-0034-005。

二、烟台毓璜顶护士学校

1890 年,美国传教士郭显德(Hunter Corbett,又译为亨特·考尔贝德)及其夫人苏紫兰(Harriet Robina Sutherland)护士在毓璜顶开办了一家小型诊疗所。1906 年,刚从宾夕法尼亚州大学毕业的稽尔思(Oscar F. Hills)博士在美国《长老会公报》上得知烟台需要一所医院后,便与美国长老总会进行洽谈,征得其赞助后,拟在原诊所的基础上建立一家规模较大的教会医院。之后,稽尔思博士便为之奔走募捐,得到一些民间团体及美国洛克菲勒基金会的支持。1908 年,稽尔思博士及夫人由北京被派至烟台从事医疗工作,在郭显德夫妇的协助下开始着手医院的设计与建设工作。医院于 1913 年顺利建成,并于 1914 年 6 月 30 日举行开幕礼,正式营业,稽尔思博士任院长,与此同时,创办了烟台毓璜顶医院附设护士培训学校。

1913 年,护士培训学校正式成立前,毕业于霍普金斯护理学院的美籍护士阿德雷德(Adelaide Primrose)到达烟台,征收有意从事护理工作的男女进行培训,由于当时没有正式学校,且人员流动性强,培训工作难以进行。1914 年,两名妇女在结束《圣经》课程后,进入医院进行护士培训。护士学校成立后,由阿德雷德任护士长,初期仅招生 11 名,学校遵循"德性、素质、学程、训练、工作并肩而行"的原则。学生不仅要进行课堂学习,还要在病房、手术室等进行实践,并且实际工作重于上课。

据记载,最初学校教员全部由毕业于齐鲁大学或协和医院的毓璜顶医院医生兼任,且并无教材,而是由医生自行编写讲义,同时向华南、华中基督教会医院索取资料和教材做参考。为更好地进行管理,学校制定了严格的规章制度,由于学校由美国长老会开办,学生每天早晨六时十五分早餐前要进行早祷与解经,且护生入学需经推荐才可入学。但由于入学前教育程度不同,校规较严,生活不适应等原因,大部分护生半途而废。

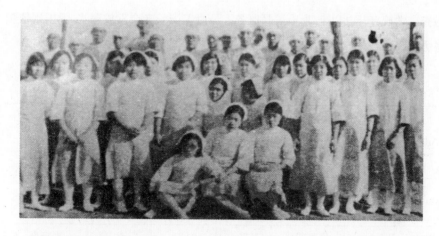

1931年，烟台毓璜顶医院护士学校全体师生（来源于《烟台毓璜顶医院院志》）

1918年，烟台毓璜顶护士学校在时任护士长的 Ruth Mclvor（华译姓名不详）的主持下向中华护士会申请登记成为会员，但由于不符合中华护士会入会标准而未获得批准。直至1926年，该护士学校的课程和考试才达到中华护士会的标准，成为中华护士会立案学校之一，至此，共培养毕业生20名（其中仅有4名男生在中华护士会考试中合格并获得其核发的毕业证书）。直至七七事变，该校先后共有77人在中华护士会考试中合格并获得毕业证书，占全国护理毕业生的1/70。毕业生数量虽少，"但是本护校毕业生，不拘服务本省农村，或在华北各地任何医院工作，她（他）们的学识、修养、技术与责任心受到称赞，有口皆碑"①。可见毓璜顶护士学校毕业的护生数量虽少，但教学质量较高，护生在当时具有极好的声誉。

1933年，美籍护士路瑞德（Marguerite Luce）接任护士长，并兼任护士学校校长一职，她也是最后一位担任护士长的美籍护士（见表3-3）。自此时起，每人需向学校支付25元保证金，在六个月试期合格后"加冠"，学制为4年，免学费食宿费，每月发放零用津贴。而且护校管理较为完善，护生行为不检致情形严重者，或在护理病人时由于粗心大意导致用药差错者，均可能被罚"免冠"6个月。此外，护生每周有一天半的休息时间，且每年均须进行体格

---

① 烟台市政协文史资料研究委员会编印：《烟台文史资料》第8辑，1987年，第22页。

检查。学校自开办以来,所有美籍医务人员由美国长老会发放薪水,亏损则依赖各方捐赠。

表 3-3 毓璜顶护士学校历任美籍护士长①

姓名	华译姓名	工作年份	去职年份	在职年数	备注
Adelaide Primrose	阿德雷德	1913	1915	2	返国结婚
Agnes Watson	不详	1915	1917	2	因病返国
Ruth Mclvor	不详	1917	1921	4	返国
Caroline Beegle	毕格林	1917	1942	25	去四川
Rose Hell Gracee	贝美芳	1920	1931	10	去济南
Anderson	安德生	1922	1924	2	返国
Eather Love	爱斯得	1923	1925	2	结婚
Marguerite Luce	路瑞德	1933	1942	9	珍珠港事件后被侵华日军遣送回国

1937 年 2 月,毓璜顶医院成立了护校董事会,根据国民政府教育部"关于全国护士学校均由国人担任校长职务的决定",护校校长一职由聂荣贞担任。七七事变后,该校在 1941 年末由日伪军接管,但每年仍有学生毕业。1942 年,护校校长由时任医院院长的项乃曦兼任,学制改为 3 年,开设的课程除基础课、临床课以外,又加了日语课程。1945 年,学校停办。毓璜顶护士学校历届学生名单见本节附录 1。

三、苏氏护士学校

1885 年,美国基督教公理会派美籍牧师博恒理医生及美籍犹太医生德福兰(Francis F. Tucker)在恩县庞庄(今德州市武城县庞庄村)设立一所教堂,并附设医院。1916 年,津浦铁路通车,为借用铁路交通优势扩大教会势力,增强

---

① 烟台市政协文史资料研究委员会编印:《烟台文史资料》第 8 辑,1987 年,第 34～35 页。

教会在鲁西北一带的影响,公理会果断将该教会医院与学校迁至交通更为便利的德县(今德州市陵城区)。公理会在德州城东购地 300 亩,耗资 118500 美元建起大小 10 余座楼房,平房若干,并将学校、医院搬迁至此地。据记载,在征购土地,于新院址扩建之时,曾得到英军将军卫三威的巨款捐赠,故将医院改称"卫氏博济医院"。医院有一座三层主建筑,分左右两翼,"博济女医院"在左,"卫氏男医院"在右。由于卫氏博济医院医疗技术和设备较为先进,疗效显著,使百姓对西医逐渐认同,与此同时,为培养专业且训练有素的护士,卫氏博济医院迁至德县之时同时设立了护士学校。

由于该校由美籍护士苏文瑞(Myra L. Sawyer)女士主持设立,因此称之为苏氏护校(Sawyer's Nursing School)。该校招收的学生大部分为女生,男生所占比例较小,以基督教徒为主。要求与齐鲁大学医院护士学校类似,年龄为 18～25 周岁,文化程度为中学以上,优先考虑高级中学毕业的学生。学生来校报名前需经体格检查确认健康无疾病,且需携带在学校最后一年的修业证书、分数单和推荐信。

学生新入学时除每年需缴纳 25 元的学费外,还要缴纳购买书籍费用 10 元。学校统一提供学生食宿以及学服,但需自备非白色衣物(以区分本校学服),还需携带被褥以及煮洗均不褪色的被单和枕套。学生每月可得到学校发放的津贴,根据入学时间不同,发放津贴数不同,第一年(试用期满后)每月 0.5 元,之后每年增加 0.5 元,除有津贴发放以外,对于一些品学兼优者学校还进行相应的奖励,凡四年平均分数在 90 以上者,可获得奖金 25 元。

该校学制 4 年,前半年为试用期,期满后方可正式上课。学生被正式录取后,须和学校签订合同,并由其父母以及两位保人签字,保证在此 4 年内遵守医院和学校的各项规章制度。

学生每周都有半天休息时间,但如遇紧急情况则取消。除此之外,每年有 3 周假期,具体的放假日期则由学校决定。为了更好地规范请假制度,学校对一些无故不返校的学生实施惩罚制度,超过一天,罚款 0.5 元,以此类推。此外,每个学生每年均有 10 天病假,如突发疾病不能上课,则可以申请病假,如果所休假期超过规定 10 天,则需在 4 年学期满后,将所欠假期补齐,如果缺课或缺席实地训练课时间较长,按照学校章程予以退学或推迟毕业。

学生课程由博济医院各科医生轮流授课,包括生理解剖、细菌、药物、营养护病技术、内科传染病护理、外科护理、急救术等。该校于 1919 年加入中华护士会后,护校课程及考核方式均依照护士会规定。除上课外,护生还需要去病房实习,在实习期间,每位护生均需备怀表一块,以记脉搏、呼吸次数。护生毕业时,需要首先通过中华护士会考核,考试及格后取得护士会公考证书,才能授予护校毕业证书。考试不合格者,须随四年级学生继续学习,预备下次考试。这所护校管理相对较为严格,因此具有较高的教学质量,毕业后学生或留院或去北京、天津、济南等地的教会医院工作。

除了课程和考核等有相应规定外,着装也是统一的:护士穿白色紧领紧腰连衣裙式服装,穿白色软底布鞋(禁止护生穿硬底鞋),白色过膝长筒袜,白色护士帽,横系一黑卡。护生鞋袜穿着与护士相同,服装为白色小开领或圆领短袖平布上衣,外加套头缺袖罩裙(蓝白色十字交织的平布),戴无黑卡护士帽,以与护士相区别;并且在当时为了缓解繁重的护理工作,医院配有一定数量的护理工人,穿着与护士及护生均有区别,着装一般为藏蓝色,不戴护士帽。可以看出,当时的护士及护校学生虽然较少,但对于学生和医院的管理较为先进和完善。

1938~1942 年,德县县城沦陷,该护校虽受到了一定影响,但仍然招收了两个班级共 40 名学生,在博济医院病房进行相关培训。这所护校历任校长有苏文瑞、于淑安、陈俊华(毕业于北京协和医院高级护校)、笛荷莲(H. Dizzeney)等。1941 年 12 月 8 日,太平洋战争爆发后,时任卫氏博济医院院长的孔美德(A. I. Cooke)及一些美籍工作人员被作为战俘交换回国。之后,医院被日军占用。经连年战争,医院、学校等建筑设施均已荡然无存。

四、青州广德医院护校

1885 年初,英国基督教浸礼会派遣传教士武成献及其夫人爱格妮丝(Agnes Kittermaster)到达青州后,实施浸礼会医学传教计划,先后建立了医院,开办了医校。他在教会施医所的基础上组建了"施医院",即"青州大英帝国浸礼会施医院",并担任院长一职。与此同时,设立医学堂,招收学习成绩优异的中国基督教徒为生,传道授业,培养助手,这也是山东省第一家医学堂。此后,经过不断的修建,施医院新建办公楼、病房楼等于1892年建成,并更名为"青州广德医院",同时,附设的医学堂称为"广德医院青州医学堂"。随着医院的扩建,就诊病人不断增多,护士人力严重不足。1909年,英国浸礼会将在格拉斯哥皇家医院受过专业训练的劳根女士派遣到青州广德医院。根据当时医院护士极其短缺的状况,劳根女士认为护理人员必须成批进行培养,才能满足当时的医院需求。因此,劳根女士在武成献博士的支持与协助下开始着手进行护士的教育工作。学制和教材均沿用刚成立的中华护士会相关规定,学制为四年。

最开始护士教育工作进行并不顺利,民众并不接受这种"伺候人"的工作,在劳根女士的努力下,她说服青州女子中学的几位女性基督教徒并对其进行相关培训。1910年,付来明博士(W. Fleming)调至青州从事医疗工作。他发现受当时社会风气的影响,女护士照顾男性病人十分不便,因此,他认为招收男性护士为男病人进行护理服务十分必要。在他的努力与帮助下,开始招收部分男性基督教徒进行护理培训。

1911年,青州广德医学堂正式迁址济南后,青州的护理教育事业继续进行,并将护士学校更名为"青州广德医院护士学校",武成献博士仍留在青州负责医院和护校的管理工作。

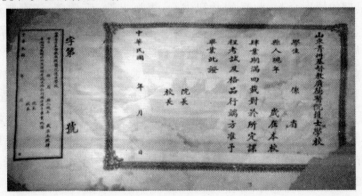

青州基督教广德医院护士学校毕业证书

　　1913 年,劳根女士由青州调往济南开展护理教育事业。1914 年,护校第一届学生毕业后进入医院工作,缓解了医院护士人力不足的压力。同年8 月,第一次世界大战爆发,国内政局混乱,传教士纷纷回国而无暇顾及医院和护校,医院和护校发展相对停滞,艰难维持。1915 年,武成献调往周村继续开展教会医疗事业,巴德顺继任青州广德医院院长。直至 1918 年,第一次世界大战结束后,医院才正式进入发展期,在对医院进行扩建的同时,护士学校扩大招生。

　　1928 年,山东临淄人苑连芳接任广德医院院长和护校校长。由于他的基督徒身份和军队背景,使他得以和教会和非教会民众以及社会各界建立广泛的联系,为广德医院护士学校在当时的迅速发展奠定了良好的基础。1934 年,英国基督教浸礼会派遣传教护士、中华护士学会早期永久会员伊高美丽女士至广德医院护士学校任职。在她的努力下,青州广德医院护士学校于 1935 年完成中华护士会的登记注册。1937 年,抗日战争全面爆发,护士学校校长由该校教师洒茂龄接任,1941 年,广德医院由日军接管,洒茂龄辞职返回原籍泰安。之后,护校校长由 1942 年毕业于齐鲁大学的赵爱梅担任。受战争干扰,医院和护校医疗设备和教学设施受到极大影响。

　　1945 年,日本投降后,护校由新四军华东军区卫生部统一管理,后医院和护校在解放战争时期经历停诊、休学,人员离散,直至中华人民共和国成立后,从教会办学转为国家办学。

　　随着这些护士培训学校的建立和学制的确定,必然产生对教学书籍的需求。

　　最早的中文护理专业书籍于何时出版尚不能确定,早在 1905 年时已有正式护理著作出版,如中国博医会出版的《护病要术》。随着护理教育的发展,从早期的博医会起,此后的益智书会、墨海书馆、广学会、江南制造总局翻译馆、商务印书馆、医学书局以及广协书局,都出版了许多护理书籍,尤以广协书局与中华护士会的合作对护理书籍的出版有很大影响。1920 年前出版的专业书籍除《护病要术》外,还有《护病新编》《看护学》《病人看护法》《看护病人要诀》等。1912 年起,教育部几度颁布和修正了教科书审查规程,1927 年又再组教科书编审委员会,此时对护理教学用书尚未全面涉及,但随着教育制度的健全,以及医学教育委员会的成立和护士教育专门委员会的工作,有关护理教育的学制、课程设置等到 20 世纪 30 年代中期,已基本固定下来。20 世纪 20 年代中期开始,有专科护理书籍刊行。

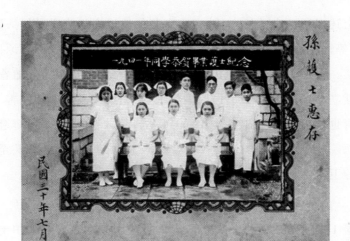

青州广德医院护士学校 1941 年毕业生合影

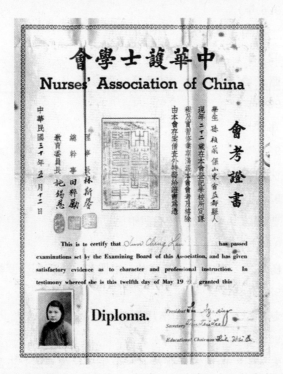

青州广德医院护士学校 1941 年毕业生孙祯兰女士的会考证书

资料来源:山东省益都卫生学校志编纂委员会:《山东省益都卫生学校志》,山东大学出版社 2005 年版,校情概览。

　　除上述四所护士学校之外，在山东其他地区诸如济宁、周村、潍县、临沂、青岛等地教会医院也均设立了相应的护士学校，但由于种种原因，记载并不翔实。总之，教会医院为山东省培养了最早的一批护士。随着中华护士会的建立，山东省各大教会医院的发展，护士学校发展愈加完善，对于护士的教育也越来越规范，越来越多的优秀护理人才被培养出来，奔赴全国各地教会医院进行护理工作、护理教育等事业，极大地促进了山东甚至整个中国的医疗卫生事业的发展。

附录 1：烟台毓璜顶护士学校历届毕业生生名单（通过中华护士会考试并获得毕业证书者）

第一届（1926 年）

冷书章　王凤嗣　李世英　王让礼

第二届（1927 年）

生玉珍　赵光珍　马凤莲　赵贵蓉　张寿峰

第三届（1928 年）

孙英环　郑　均

第四届（1929 年）

官桂美　沈伯祥　孙景哲

第五届（1930 年）

姜悦兰　曹秀蓉　毕庶谷　丛振国　王玉珩

第六届（1931 年）

赵继思　杨宗顺　李志仁　李科贵　宋桂芝　孙闵郁　罗振球　王惠英

第七届（1932 年）

安耕九　赵熙升　张淑玉　李昌惠　李鉴全

第八届（1933 年）

张秉和　朱美玉　曲慎容　张汝君　栾乐义　董玉英　王孟光　孙瑞楣　宫润岫　郭世恩　生　刚

第九届（1934 年）

王玉洁　范伯云　于芳莲　刘纪成　龚泉生　毕华桢　杨世春

第十届(1935 年)

宁以诺　孙兰春　于泽民　张玉兑　郝美玉　张宝田

第十一届(1936 年)

王璞真　于淑真　李悦兰　张次姮　谢美云　侯文秀　王文玉　刘安礼
赵嗣宝　于志洲

第十二届(1937 年)

郭淑蔚　孙佑华　张鸿玉　曲羡真　王修珍　梁秋香　杨淑贞　陆馥珍
孙云燕　谢莉莉　徐修梅

第十三届(1938 年)

宁善果　郑创文　刘全德　赵玉英

第十四届(1939 年)

高慕文　赵又洁　丛秋滋　邹积瑷　许桂梅　张庭芳　李春华　葛　昌

第十五届(1940 年)

房出领　李珍然　高俊儒　罗振奥　李馨源　韩竟雄　孙佩德

第十六届(1941 年,名单全部缺如,以下为向各方咨询所得)

宁爱丽　王婉梅　宋惠英　曲天民　陈恩荣　杨洁琛　张素贞　郭淑德
汪淑芳　王淑美　石志明　姜义麟　郭芳琳　乔玉洁　王云梅

第十七届(1942 年)

邱豁玲　李竹青　李义青　孟宪珣　王芳明　王淑章　王玉珍　杨怯红
袁协治

第十八届(1943 年)

张金英　张国琴　赵玉玲　陈育芝　姜树仙　楚新启　候五甸　管秋英
刘爱卿　尚美善　孙建兰　段美丽　滕爱兰　王素芝　高玳辉　李青春
于培梅

第十九届(1944 年)

戚志英　贾美琳　徐雪英　梁苊圣　梁淑英　刘秉娴　宋美丽　孙淑青
王美丽　王从真　武肇文　王思慧

资料来源:烟台市政协文史资料研究委员会编印:《烟台文史资料》第 8 辑,1987 年,
第 29～33 页。

附录 2：山东省益都卫生学校沿革示意图

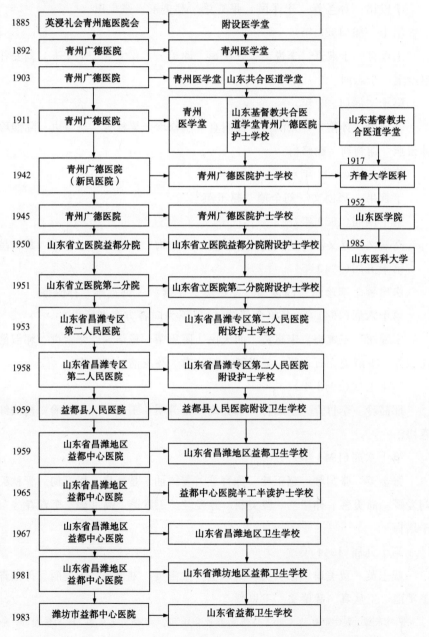

资料来源：山东省益都卫生学校志编纂委员会：《山东省益都卫生学校志》，山东大学出版社 2005 年版，第 43 页。

第五节　现代护理在山东的专业化发展

纵观我国护理事业发展史,其发展历程大致可以分为几个阶段,即现代护理的传入(19 世纪后期美国护士麦克奇尼入华至 1919 年)、中国护理的成长期(1920 年至 1948 年)、起伏期(1949 年至 1978 年改革开放前期)、发展期(1979 年至 2003 年)、壮大期(2004 年以后尤其是 2011 年护理列入一级学科以后)。其中,现代护理传入我国后至中华人民共和国成立前夕的成长期,也是现代护理在山东的专业化发展的重要时期,主要表现在以下几个方面。

一、课程设置、教材数量更加广泛

早期以师传徒的护士培训形式以带教讲解为主,无固定学制和教材。随着正式培训学校的建立和学制的不断完善,对专业教学书籍的需求日益凸显。在山东,护士教育课程设置及教材内容在中华博医会和中华护士会成立的护士教育专门委员会的影响下进一步得到了丰富和完善。早在 1887 年,嘉约翰在《博医会报》创刊号中讲到学会目标为"治疗病患""训练本土医护人员"以及"由实现上述目标来辅助福音的传播和基督教会在中国的建立"①。齐鲁大学包括聂会东等在内的多位学者曾先后在博医会担任重要职务,主持西方医学著作的翻译、汉语医学术语的制定等学术工作。1921 年,中华博医会在齐鲁大学医学院设立编译部,孟合理、鲁德馨分别任正、副主任,编辑部专职人员 12 名,齐鲁大学多位教授兼任编译委员会委员参与主编或主译医学相关专业书籍和杂志,其他师生也积极向编译部投稿相关译稿、论文、医案报告。这些工作的开展对正处于活跃发展的山东当地护理的专业化发展产生了重要的学术影响,提供了丰富的专业理论教材。与此同时,中华护士会护士教育专门委员会也在着手繁荣发展护理教学书籍和课程设置。较早进入我国的护理教科书是由近代民主革命家秋瑾所译的日文版的《看护

---

① J. G. K, "Introductory," *The China Medical Missionary Journal*, 1887,1(3): 30.

学教程》，之后逐步有多部西方护理学书籍及本国自编教材，如《病人看护法》《看护学》《各科看护法》逐渐进入地方护士培训学校，使学校开设的课程及使用的教材内容、种类不断增加。这个阶段的护理教科书还是以来自欧美的译著、编译著作为主，自编护理教材一般比较简短，无论是出版数量还是影响力都相比稍逊。在齐鲁大学引领全国医学、中华护士会将编辑出版教学书籍作为重要工作的形势影响下，山东早期护理教育课程设置逐渐科学化、系统化，除少量文化通识课程以外，课程内容主要有两大类：护理基本理论学科、工作实施原则和方法。由于驻鲁护士培训学校大多是教会医院附设学校，基督教化管理式的护理学校在教职员工、学生的纪律方面管理更加严格，他们的学习、休息、工作、业余活动都有严格规定，这对于培养护生的自律、严谨来说是有益的一面。

二、教育层次提高

早期的护士、助产学校，招生人数较少。有些护校开始只收男生，后来才开始招收女生。值得一提的是，我国在护士教育开始时，是通过受过教育的西方妇女在教会医院里从事护理工作，树立榜样，改变人们看不起这种职业的偏见，并在中国教会内部起到一定效果。山东境内医院中的第一批护士，几乎均来自教会。当时许多教会医院、医学校均设有附属护校。在山东，其中影响最大的是烟台毓磺顶医院护士学校和齐鲁大学附属医院的护士培训学校。至1921年，由美国洛克菲勒集团资助的协和医学院护士学校与山东齐鲁大学及燕京大学、南京金陵女子文理学院、苏州东吴大学、广州岭南大学5所大学合办，建立了我国第一所5年制的高等护理教育机构——中国协和医学院护士专修科，毕业学生授予学士学位，直至1951年协和医学院停办护理本科。在这一时期，我国大陆只有协和医学院护士学校这一所高等护理教育机构，在培养山东及全国高级护理人才方面起到了重要的作用。

当时护士学校的入学条件、毕业要求都比较严格，其中原因之一是教会旨在有条件的地区培养本土医学、护理精英，从而由他们来自主引领中国现代医学、护理的发展。正如曾任齐大校长的巴慕德所说："我们无意于在中国设立永久性的机构，我们的目的和希望是这些医学院校将会逐渐和最终地由中国人安排人事、提供资金和完全掌控；我们希望我们的教学与教育部的规章一致，并在各个方面能与中国政府的医学教育事业进行合作，从而在这样一个伟大的国度建立完整的医学科学。"[1]

三、护士职能拓宽

在这一时期，护士的工作范畴有了进一步开拓。除了承担医院门诊、住院患者护理服务等工作以外，他们把出院后患者以及未来医院的患者、健康人群的卫生保健服务也纳入工作范畴之列。设置有专门的公共卫生护士，其主要工作职责包含：协助医师一切治疗及预防之医务；掌理患者家中调理疾病、预防传染事项；卫生教育；报告患者之状况，及家中不合卫生事项，或传染病之发生。[2] 她们穿梭于负责辖区的工厂、学校、家庭，也经常与医生共同深入到周围农村举办查体、送医问药等活动，是社区卫生保健服务体系的重要组成部分。在齐鲁大学医院的老照片中，有多帧照片记录了他们在村庄、学校、工厂等工作的一幕幕场景。由此可以看出，公共卫生护士是维护社区人群的整体健康水平、推进全省公共卫生事业的发展的重要力量。

无论是在医院还是在工厂、乡村田间，护士们既表现出传教护士们传授的基督教的仁慈，又彰显了护士——这一新兴医疗团队的专业素养。护士们对待患者的基本理念始终围绕以患者为中心，以病家的健康、生活以及信任为重，工作尽职尽责，把治愈疾病与对患者的精神关怀连为一体，无论是官宦、平民还是商贾、难民，能够做到一视同仁，博爱之心体现在工作上、生活中。

山东现代护理专业化发展的势头正是伴随各医学学术团体、大学医学院的蓬勃发展以及中华护士会的引领而发展起来的。随着西方医学在中国

---

[1]　Harold Balme, *China and Modern Medicine: A Study in Medical Missionary Development*, London: United Council for Missionary Education, 1921, p. 215.

[2]　WHO, *Aspects of public health nursing*, WHO public health papers, Geneva: WHO, 1961.

的快速发展,迫切需要一批经过专业化训练的护理人员,为此,受过专业训练的西方国家的专业护士被引入国内。但由于教会医院的迅速发展以及中国当时的国情需要,外籍护士远远不能满足患者的需要,传教士医生越来越感到培养中国本土护士的重要性。正是在这种背景下,教会医院开始着手培养国内的护理人员,随后大量经过相对专业训练的国内护理人员开始从事护理工作,现代护理在国内迅速发展。在驻鲁医师及中华护士会的引领下,山东省内各教会医院护士学校培养了大批具有专业护理水平的精英护理人才,使山东省专业化护理有了进一步发展。

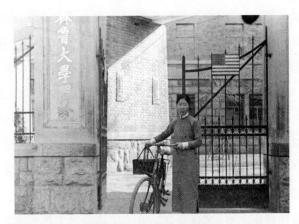

整装待发的公共卫生护士

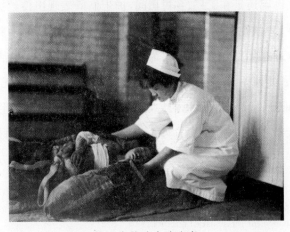

护士在接诊来院患者

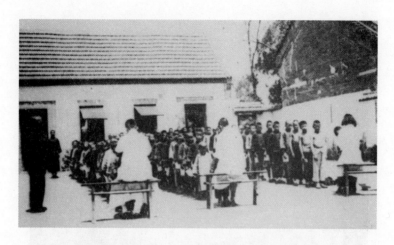

医护人员及医学院学生共同到学校为学生体检

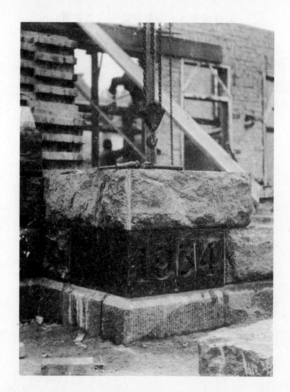

齐鲁大学新医院病房奠基石起吊中(1934年,1935年落成)

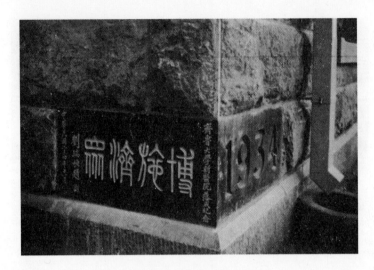

新落成齐鲁大学新医院病房奠基石

第四章　中华人民共和国成立后山东护理学科体系构建概述

如前所述,早在 1920 年协和医学院就已开始本科护理教育,由于历史原因,1952 年以后中国仅有中专层次护理教育,直到 1983 年天津医科大学开始护理本科教育,1992 年北京医科大学开始护理硕士教育,2003 年,山东大学和第二军医大学在国内首次设立护理学博士点,并均于第二年招收护理学博士生。此后,少数高校开始积极探索护理博士教育,将护理教育的发展推向更高的台阶。至此,我国的护理教育层次已基本齐全,与国外护理教育层次持平,初步形成了专科、本科以及硕士、博士研究生较为完整的护理教育体系。2009 年《本科医学教育标准——护理学专业(试行)》出台和实施,2011 年教育部将护理学发展为一级学科。这些都表明,在国家政策的推动下,我国的护理教育正积极稳健地前进、发展,我国的护理教育体系也向着规范化和科学化迈进。就山东省内而言,护理教育开展得比较早,下面以山东大学护理学院等几所省内高校为主简要介绍中华人民共和国成立后山东省的护理发展。

一、中等护理教育

中华人民共和国成立后,国内护理事业得到了迅速的发展,初步形成了以中专和高等教育为主的教育体系。由于历史原因,国家于 1952 年取消了高等护理教育,护理教育成了单一层次的中专教育。次年 1 月,为了响应国家政策,山东医学院根据教育部批示,将山东第三工农速成中学附设于山东医学院,1953 年 10 月校址由胶州迁往济南,1957 年校址迁至原山医卫校,校长王菁塘。1952～1954 年,工农速成中学分三期招生 11 班,由卫生厅统一分配名额,择优录取有 3 年以上工龄的工农干部,学制首期 3 年,后两期均为

4 年。1958～1960 年,改为向社会招生,每年招收 4 个班。1959 年,附设工农速成中学改名为"山东医学院高中部",校长宫玉臻。1960 年,高中部改为山东医学院预备部,1962 年停办,1963 年取消建制。

二、夜大学

作为中高等教育的辅助,1958 年,山东医学院开办业余医疗专修科,招收在职干部和未经系统学习的护士、医士、医师,经过考试录取,9 月正式上课。1960 年 3 月,成立山东医学院业余教育委员会。1978 年,夜大学恢复招生,改称"山东医学院夜大学",方春望院长兼任夜大学校长。1983 年,设护理专修科,共招收 4 届学员。护理专业设置 28 门课程,包括基础课 18 门,专业课 10 门,总学时 2100 多学时,理论授课占 69%,实践占 31%,学制 4 年。经过 4 年学习,培养能够适应患者要求、现代医学发展和新技术要求的相当于高等学校专科毕业水平的护师。

"文化大革命"期间全国护理教育基本停滞,直到 1978 年业余医疗专修班恢复招生,恢复夜大学并配备专职管理人员。先后设立医学、护理学、药学和预防医学四个专业。1988 年,开始举办高等教育专业证书教学班,有护理学、临床医学、预防医学、药学等专业。1989 年 5 月,成立了成人教育处。

三、专业证书教育

高等教育专业证书班是国家改革和发展成人教育的一项措施,是对已经具有高中文化程度,并且经过长期临床实践,积累了一定专业知识和临床工作技能的学员,进行以学习专业知识为主,使其达到岗位所要求的大专层次的专业知识水平。1988 年,经山东省教委、省人事厅批准,护理学、药学和临床医学三个专业招生开展高等专业证书教育,当年共招收 7 个教学班,其中护理学 4 个班,教学地点设在山医卫校,护理专业招收学员约 200 人(共351)人。1989 年有十个专业招生,其中护理学招收 1 个班。1990 年护理学与临床医学等五个专业招生 8 个教学班,学员 477 人。学制一般为脱产 1 年,半脱产 1 年,业余 2 年。设置 8～10 门课程,总共 1000 学时左右。三年来,护理专业共招生 1554 人。

四、本科教育

第二次世界大战后,世界护理教育飞速发展。据不完全统计,截至 1980
年,美国已有 377 所大学设有护理系,负责培养学士学位护士;137 所大学护
理系负责培养硕士学位护士。13 所大学护理系负责培养博士学位护士。到
1980 年,美国已有护士 170 万人,其中,博士占 2300 人,到 1990 年要求全部
护士达到大专水平。[①] 中华护理学会于 1983 年 12 月在北京召开了十九届
第二次扩大常务理事会,会上讨论了关于恢复高等护理教育等问题。同年,
教育部联合卫生部在天津召开了全国高等护理专业座谈会,决定在全国高
等医学院中增设护理专业,恢复高等护理教育,1985 年,开始规模招收护理
学本科生。

国家教委 1985 年发〔85〕教高二号字 004 号文,同意山东医科大学增设
护理学专业,同年开始招生。学制 1985~1987 年为 4 年,自 1988 年学制改
为 5 年。课程设置和教学安排:1985 级课程设置有:政治理论课、思想品德
课、体育、外语、医用生物学、医用基础化学、人体解剖学、组织胚胎学、计算
机应用、生物化学、生理学、寄生虫学、微生物学、病理解剖学、病理生理学、
药理学、诊断学、放射线学、医用心理学、基础护理与技术、护理管理学、营养
及饮食学、卫生统计学、内科护理学、外科护理学、妇产科护理学、儿科护理
学、眼耳鼻口护理学、传染病护理学、针灸学、精神病护理学等 33 门课程。总
学时为 3000 左右。1986 级增开皮肤病护理学,把基础护理与技术课改为护
理学基础,把精神病护理增为神经精神病护理学。1988 级又把神经精神病
护理学分为神经病护理学、精神病护理学,增开眼科学,共开设 36 门课,总计
3695 学时,同时开设部分选修课。教学安排:普通基础课、医学基础课安排
前两年半,专业课安排一年半,最后一年安排毕业实习。学时安排:政治理
论课占总学时数的 9%,普通基础课占 26%,医学基础课占 28%,专业课

---

① 参见顾美仪:《介绍美国医院的护理工作》,《中华护理杂志》1981 年第 4 期。

占 37%。

青岛大学的护理教育开展得也比较早,历史可以追溯至 1946 年的国立
山东大学高级护士学校,是中国较早开办护理教育的院校之一。后来护士
学校历经变迁,成为医学院附属医院护士学校。护理的高等教育起步于
1993 年医学院成立的护理系,1995 年开始招收护理专科生,1998 年开始护
理本科教育。2000 年 12 月,在护理系和附属医院护士学校的基础上,合并
组建护理学院。而泰山医学院 1995 年开始招收全日制护理专科(学制
3 年),1999 年招收全日制护理学本科(学制 5 年),2003 年开始招收护理学
专升本(学制 2 年)。2006 年护理学本科改为四年制,同时增加护理学(麻醉
护理与重症监护方向,学制 5 年)。济宁医学院护理学院在山东省建院较早,
目前有本科、专升本、专科等多个办学层次,设有四年制本科和四年制重症
护理专业方向,并于 2014 年开设四年制中美合作办学本科。

五、研究生教育

我国在开展护理本科教育初期,课程体系基本上还是"医疗和护理"的
局面,主要由临床医生授课,课程体系中缺乏人文社会课程,护理学也缺乏
完整的知识体系。20 世纪 80 年代和 90 年代,由美国兴起并在世界范围内
传播的护理理念开始影响我国,人们对"生物—心理—社会"这一新的医学
模式有了更好的理解。护理的内容也在逐步增加,开始关注人们的心理和
社会健康,而当时的本科教育已经远远不能满足知识的更新速度,院校护理
教学和临床护理实践的改革成为我国护理学发展的主旋律。在这种背景
下,1992 年,教育部审批通过了北京医科大学护理系作为护理专业首个硕士
点,随后护理硕士点逐年增加。2003 年,山东大学和第二军医大学成功申报
护理学专业博士学位授权点。

山东大学自 2001 年开始招收护理硕士,分为普通研究生教育和单独研
究生招生。单独研究生招生面向山东大学和附属单位,考试内容单独出题,
形式、培养要求同普通研究生教育。之后为响应教育部政策,相继把研究生
教育分为学术型和专业型,学制分别为 3 年和 2 年,后经过学制体制改革,学

制统一改为 3 年。2012 年获得国家首批护理学博士后科研流动站,是世界卫生组织在中国内地设有合作发展中心的两个护理院校之一。目前,山东大学护理学院已发展成为包括本科、硕士、博士、博士后在内的护理人才培养体系。青岛大学护理学院 2003 年获批护理学硕士学位授权点,2010 年获批护理硕士专业学位授权点,2011 年获批护理学一级学科博士学位授权点,2012 年获批护理学博士后科研流动站。泰山医学院 2006 年成为护理学专业硕士学位授予点,2007 年以来开始招收护理学硕士研究生。2010 年开始中英合作专科项目。至此,泰山医学院护理学专业形成了"专科—本科—研究生"三个办学层次。潍坊医学院 2005 年被批准为护理学硕士授权点,自2006 年开始招收护理硕士研究生。

第五章　山东现代护理发展史上的
几位重要人物

第一节　关注护理发展的医学专家、大学校长——巴慕德

　　巴慕德(Harold Balme,1878~1953),英国基
督教浸礼会传教医生。1906 年来华,在山东施医
传教,曾任济南共合医院院长、齐鲁医院院长、齐
鲁大学校长,1926 年辞职返英。人们在充分肯定
他在推进中国尤其是山东现代医学发展中的贡献
的同时,对他在华期间的一些不尽如人意的表现
也给予了客观的评价,比如在他担任齐鲁大学校
长期间曾极力阻止爱国青年学生运动。

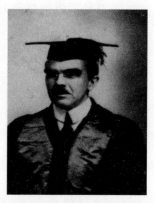

巴慕德博士

　　巴慕德博士是著名的公共卫生学、外科学教
授,但他对护理这个当时新兴的专业、学科也有独特、深入的研究与探讨,这
一点可能不为大家所熟悉。其实,无论是在华工作期间,还是返回英国后,
巴慕德博士都曾经直接或间接地积极推动护理事业的发展。退休前,他曾
担任英国皇家护理学会职务,发表过多篇有关护理发展的论著。对于国人
来讲,比较熟悉的是他的代表作《中国与现代医学:关于医务传教发展的研
究》(*China and Modern Medicine：A Study in Medical Missionary Deve-
lopment*),这是他在来华15年后,即 1921 年出版的专著。也是在那一年,他
接替聂会东担任齐鲁大学校长。

　　作为医学传教士研究在华教会医疗事业的重要学术成果之一,《中国与
现代医学:关于医务传教发展的研究》围绕医学传教的起源、方式、教会医院

的变迁、医生和护士等新式职业、医学研究与公共卫生及前景展望等进行了
阐释。全书共 8 个章节,其中,第六章以中国护理为主题进行了讨论分析,涉
及主题包括护士视角中的旧时医院、早期护理发展面临的重要问题、病房护
理员的工作范围与职责、早期护理培训、近期护士教育进展、中国护士的执
业特点、中华护士会、男护士的工作以及产科技术培训等内容。

　　现把该章节中主要内容摘录如下,读者可以看出他对当时中国护理的
评价及前景展望,以及作为一名有名望的医学专家和医院、医学院、大学教
育决策者对护理这门新兴的职业、学科的认识。其中很多理念,即便是在
21 世纪的今天来看,仍然有借鉴意义。比如,他在文章中提到“团队合作是
圆满完成护理工作的重要基础”“差不多的思想是护理工作的一大忌讳”“中
国护理将为全球护理事业的发展做出自己独特的贡献”“助产士培养的重要
性”“护理伦理的重要性”等等。

　　以下摘自巴慕德《中国与现代医学:关于医务传教发展的研究》:

第六章　　中国护理

(编者按:篇章开头引用了莎士比亚《辛白林》中的诗句)

如此善良,尽职,勤奋

遇事谨慎,诚实

如此伶俐而体贴人情,正如护士

原文:

So kind, so duteous, diligent,

So tender over his occasions, true,

So feat, so nurse-like.

莎士比亚《辛白林》(*Cymbeline*)

　　在中国,近些年来很少有什么新生事物能像医院引入现代护理一样,让
人们在认识上有彻底的、耳目一新的转变。除了在一些比较先进的签署条
约的港口外,若在 20 年前,引进现代护理的这种做法,几乎是不可想象的。

然而，在今天，我们可以看到中华护士会（Nurses' Association of China）正在蓬勃发展，已经有来自全国各地的230位会员（包括外国和中国成员）加盟，有50余个培训学校登记注册。为了理解这些对中国的意义以及由此带来的社会进步，我们需要提醒自己过去年代的医院状况，以及早期中国护理发展面临的重重困难。

有关旧时医院的状况，我们在上面章节里（第四章医院的变迁，原文Chapter IV The Evolution of The Hospital，编者按）已经有所描述，对护士们来说境况非常糟糕。虽然医院也不想忽视应该严格遵守的卫生标准，但却让人时时处处感觉到大家的所作所为都在违背着这些标准，而这种情况有时又是无法避免的。病房根本无法做到干净整洁，因为病人的亲朋好友们总是随意进出病房，把各种各样的东西甚至一些不必要的物品带来。在病房里，也没有整理床单元这一说，因为医院没有配备床和寝具。所谓床单元就是盖在患者身上的裹成一团的一床大被子，整床根本就无从谈起。患者们既不洗澡也不更换干净衣物，因为在中国北方天气比较寒冷，医院里既没有提供温水洗浴也没有干净的衣服可供他们替换。医生一查完房，所有的窗户就都被关得紧紧的，因为这里的患者个个都异常害怕伤风着凉。至于现代营养学、无菌观念、预防虫媒疾病等，旧时的病房很少有这样的观念。当然，也有一些值得关注的特殊例子，比如一些医生想方设法通过有效的组织和密切监督，成功地使他们的医院保持干净和整洁。但这只是极个别的地方，大部分医院都存在着上述不尽如人意的情况。

这些绝不是中国早期护士们面临的唯一困难。更为艰巨的困难在于，中国护理在发展过程中必须突破原来的传统观念，因为在中国，护理病患被认为是卑微的、接受过任何层次教育的人都会鄙视的一份差事。在这方土地上，没有伟大的弗洛伦斯·南丁格尔女士那样的精神去支持她们在社会中赢得一席之地。相反，刚开始接受她们护理的病患们会把护士看作是介于不够资格做医生和病房苦力之间的一个令人奇怪的劳作群体。此外，患者的探视者们也会以奇异的眼光看待她们，对他们来说，这些照顾病患的人既不是患者的佣人也不是亲属，简直是不可思议！

一

第一位来华的西医医生的到来在中国现代医学史上是一个标志性历史
事件,与此不同的是,第一位来华的外国护士的到来却没有明确记载,但我
们有理由相信,这个荣誉应该归属于来自美国的接受过现代护理专业培训
的护士麦克奇尼女士。麦克奇尼女士接受美国基督教女公会(Women's U-
nion Missionary Society of America)派遣,于 1884 年来到上海,并在玛格丽
特・威廉姆森医院(Margaret Williamson)工作多年。著名的伊丽莎白・莱
芙辛德医生就在这家医院主持工作,这家医院的工作得到大家的一致认可。
之后,其他受训护士也随之陆续来到中国,第一个从英国来的护士是约翰逊
女士,她于 1889 年接受英格兰妇女传教会(the Church of England Zenana
Missionary Society)派遣来到福建建宁(Kienning, Fukien)。但直到1900 年
以后,来华的外籍护士人数才开始增长。从那时起,每年来华护士人数都有
一个明显的增幅,现在,全国有 190 名"外国"传教护士,另外还有一些与教会
机构无隶属关系的外籍护士没有包括在内。

初到中国的护士们肯定会发现,决定从哪里开始开展工作不是件容易
的事情。在原始模式上建立起来的医院,对新事物持有怀疑态度的病患,缺
乏或根本没有可用于现代护理工作的配置——这些都注定了她们前面有一
条异常艰辛的路要走。但在每一种恶劣境况前,她们都以乐观、机智和耐心
来面对,在她们身上体现了受过专业培训的护士的优良品质,如同工作在世
界各地的护理同道一样。

第一步通常是把照顾患者的亲朋好友成功地更换为病房护理员,护理
员在护士的指导下工作。在大多数地方,这个目标需要逐步完成,以避免引
起患者的恐惧;随着病患对他们的信任逐渐增加,即便病情严重的一些患者
也愿意由他们来照顾,而不需要自己的亲朋时刻留在病床前。从经济角度
看这种改变也是有利于病患的。以前,患者在医院期间需要负担自己和照
顾他的亲朋 2 份餐费,而他很快发现,在这种新的照顾模式下,他仅仅需要负
担自己的食物费用,同时也能得到很好的照顾。

从护士的角度来看，最令人头痛的是，在早期的日子里，她们只能聘用到没有受过良好教育或不识字的人作为病房护理员。在当时，为病患和有需要的人提供服务，被认为是一份有失尊严的工作，学生们毫无意愿去从事这样一种在他们看来会降低他们社会地位的职业。早期的护理员大部分是医院从家境贫寒的基督徒中招募的，他们有忠实的信仰，竭尽所能地为病员提供服务。但是，由于文化水平过低，他们不能够学习、领会现代护理的科学基础知识；他们所能够做的就是尽力让患者开心、病房工作平稳进行，有时对于应该强调病患执行的一些医疗行为，他们同患者一样不理解，甚至认为是完全没必要的、怪异的。考虑到他们的教育背景，这些就不难理解了。为什么患者自己感觉身体状况可以的情况下，不能下床，在病房里来回走走呢？为什么手术伤口处奇痒难忍的时候，不允许他们脱去绷带，挠一下患处？那个可怜的伤寒病人饥肠辘辘，护士却连一碗米饭都不让吃，那她怎么能够康复呢？这些可怜的护理员们在早期的工作中不可避免地要面临此类的问题和困惑，但毫无疑问，尽管不理解，他们仍然在尽力服从这些工作要求。

毋庸赘言，我们也能体会到，这种状况对那些刚刚来自国外现代化医院的护士们来说，是非常令人失望的。同先于他们来华的传教医生们一样，护士们很快发现，她们面临的重要任务之一是尽快培养一批中国本土护士。只有这样才能满足当地老百姓大量的医疗护理需求；而且，通过培训过的这些当地护士来影响更多的年轻人，以赢得他们对基督的信仰和忠诚，并把基督教教义与理念渗透到新兴的护理专业中，他们相信这可能是自己能为中国——自己选择的第二故乡，能够做的最大的贡献。

实际上，在护士们来中国之前，已经有几个妇女医院在初步开展培养当地护士的工作，值得一提的是北京的库姆斯医生（Coombs），和广州的富尔顿（Mary Fulton）、奈尔斯（Mary Niles）医生做的相关工作。但直到护士们来到中国并承担起培养本土护士的工作重任之前，培养本土护士的工作都没有进行任何有组织性的尝试。早期护士的培训更加注重的是个人培养和从实用的角度考虑，一般是从很小规模开始的，像香港的史蒂文斯夫人（Mrs. Stevens）的情况一样，就是从一个女学生的培训开始的。但逐渐地有更多人参加培训,这要归功于这几年的社会服务理念的引入,最重要的是,在各处的教会学校里宣讲的竭诚为基督和人类工作的精神开始对中国青年的思想产生影响,这使得招募有过较好教育背景的人参加护士培训成为可能。

二

在中国,我们这些曾经在新旧两种制度下从事医院工作的人,都对病房当初引入护理系统的那些令人兴奋的日子难以忘记。下面我就自己在山东省的一些个人经历来说明这一点。

我们在济南的第一家教学医院的境况基本上与本章开头描述的那些医院的情况相同,甚至更为糟糕。当第一名受浸信会派遣的护士来到医院时,由于病房设备以及受训人员的严重缺乏,现代护理工作几乎不能够有组织地开展。首先雇佣一些护理员,然后是招募到来自邻近教会学校的两三个基督教女青年,与此同时,开设另一家新医院的资金已经募集到,这样工作总算是有了个开端。从一开始就决定,医院应该按照现代模式筹建、装饰,这样不仅可以为患者提供更好的条件,而且还能给学生们提供一个学习机会,让他们了解现代化的医院是如何运作的。

然而,有两个突出的问题着实令人担忧。首先,患者愿意来风格上与传统医院迥然不同的现代化医院就诊吗?在这里,他们的亲友将不能时刻陪在他们身边,饮食上也会由医护人员严格管理;其次,也可能是最令人吃惊的,他们能够接受在入院时洗个热水澡,住院过程中穿病员服和使用医院提供的被褥吗?

然而,新式病房一经开放,这些方面的疑虑就都不复存在了。病员们欣然接受新式病房带来的改变,从越来越多的人申请要来这里入院,能够明显地体会到这一点。他们对温暖、整洁、舒适的病房感到非常满意。虽然医院大大增加了床位设置,但没过多久,就住满了患者,从那以后,工作人员再也不会考虑患者会不会接受新式病房,而如何为那些急需住院治疗的患者提供床位则成了令人头痛的难题。

与此同时,我们面临着另一个更为严重的问题。除非外籍护士能够有机会培训一些本土护士，由他们将现代护理理念贯彻在医院日常工作中，否则无从谈起建立现代化医院。为使医院达到高效为病员服务，护理工作非常重要，应该说医院拥有一批训练有素的护士至少与现代化装备的医院建筑一样重要。但如何培养出训练有素的护士呢？

就在我们面对这种境况的时候，我们的一位中国同事建议，应该把这个具有挑战性的工作交给我们的基督教学生，让他们在中国最优秀的学校里学习，并且能把护理作为个人的毕生事业。他说，在中国，人们对护理工作的态度已经有了转变，特别是在基督教会的教民中间。他还强烈建议往教会学校发一些传单，里面最好提到在西方现代化医院里的护理工作状况，从而激励一些学生来志愿报名参加护士培训。

他的这个建议被采纳了，传单发出后，医院的第一个护士培训班成立了，由12名试读护生组成，她们的年龄、教育背景、薪酬和在家庭做服侍工作年限都大致相同。令我们惊喜的是，一共收到了40余份培训申请，申请者来自于本省不同地区，他们都是基督教会的成员，几乎都有高中教育经历。

我们担心有些学生不明白护理工作的真正意义，她们中可能会有人把做护理工作看成是将来成为医生的一条捷径。于是，我们安排这12个学生，在病房里接受了一个月的艰苦的试用期，同时告知她们将在合同中承诺永远不会称自己为医生，也不会越位去做医生的工作。对她们来说，这个月很不轻松。很多工作肯定是她们不喜欢做的，甚至是令人反感的。比如说为新病员办理入院和洗澡，其中一些患者很容易地让人联想起那个有名的阿富汗乞丐故事，由于不经常洗澡，他就在水里一直泡着、擦洗着，直到侍者拿来一套旧衣服让他换上。这意味着护生们每天都在繁忙的工作节奏中度过，无论白天还是晚上都要做艰苦的工作，还有护士培训讲座和基础课程。所有这些都没有让她们退缩。在为期一个月的试用期结束时，12个人中只有一个人辍学了，而且这个空缺马上就被其他申请的学生填补了。

于是，我们在济南成立了大学附属医院的护士培训学校。从那时起，每年录取一次，每次都会接到大量的入学申请，现在有40余位中国本土护士在这里学习。

与此同时,护士培训工作在济南以外的其他地区也有所开展,甚至在济南之前就已经在着手培训本土护士了。整个社会对护理工作的认识受到了前所未有的冲击,令人欣慰的是,每年全国各地的医院都不断传来有新的护士培训学校成立的好消息。

对许多实习护生来说,选择护理工作真的不是一个轻松的话题。她们不得不面对来自家人的强烈反对,因为家人对现代护理一无所知,按照传统观念中对照护工作的理解,他们很自然地歧视它,甚至认为护理是一个卑微的、不体面的工作。在工作中,她的角色更容易引起人们的误解。病员们无法理解她是谁,也无法理解她为什么要从事这样的工作;在他们看来,她更像是一个在病房干苦力的人,她越是热心地、尽职尽责地为他们服务,他们就越对她怠慢无礼。这样的状况下,她们如何能够树立自己的职业尊严,如何维持病房的诊疗工作井然有序?

培训的首要问题之一是如何获得有效的团队合作。外籍学者在评判中国时常说,虽然中国人早就从纯粹的个人主义中走出来了,但他们的团队精神仍局限在家庭、宗族中。造成的后果是,像现在,任何与公民意识有关,或者是关乎国计民生的整体意识严重缺乏,需要很长一段时间来发展、培养。但毫无疑问,中国的年轻一代正在汲取这一教训,在《和平条约》签订过程中,学生们倡导的伟大的政治运动充分地说明了这一点。尽管如此,缺乏团队意识仍是当前一重要问题,尤其是像护理工作,团队精神是必不可少的,是圆满完成工作的重要因素。如果护理团队缺乏精诚合作精神,白、夜班护士之间就不能做到全面、翔实交接;每个实习护生只看重自己的工作职责,除此之外,她会认为其他工作都是跟她没有任何关系的。

另一个问题是缺乏对工作准确性的自我要求意识。在中国,有一种思维,可以说是所有科学工作者的忌讳,这种思维或说法表达了对许多事情一种相当普遍的态度——什么事情认为"差不多"就可以了,发音应该是"char-boodor",意思应该理解为"离标准不远"。但是,这种"差不多"的态度,对护理工作是有害的甚至是危险的,有这种思想的护士,可能不会准确无误地在体温单上描绘、记录病人的实际体温,治疗的药物不去精确计算、测量剂量,敷料不能做到彻底地消毒、灭菌,还有许多其他的"差不多"事情比这些带来的后果会更加严重。对这些中国本土的实习护生来说,理解做工作需要既及时又准确的重要性是很困难的。这种态度,从护理期刊 *Nursing Mirror*中的一首"打油诗"中可一窥端倪:

> 曾经有一个实习护士,
>
> 动作非常慢,
>
> 问她能快点吗
>
> 她总是答道"干嘛要快呢?"
>
> "你知道的,我有四年受训时间呢"。

原文:

> There once was a bad little pro,
>
> Whose movements were terribly slow
>
> When asked, could she hurry,
>
> She replied, "What's the flurry?
>
> I've four years to train in, you know."

值夜班一直是一个困扰工作人员的问题,在中国,很少有人上夜班或了解在夜间工作是怎么一回事。对于那些可怜的年轻本土护士来说,夜间保持清醒与在白天适当睡眠是同样困难的。正是由于这个原因,大多数医院都有因此解雇员工的记录。

尽管如此,从总体上来说,在如此短的时间内取得这些进展还是非常可观的。培训中国本土护士的效果应该说是令人鼓舞的,能够体会到真正的护理精神在她们中间逐年提升、彰显出来。

培训学校毕业的护士们正迅速地在社会医疗卫生领域赢得自己的职业地位。无论在经济上富裕的患者家里还是在医院的工作中,对她们的服务需求越来越大,所有感受到她们优良的服务态度和护理技术的人都高度肯定、赞赏她们所做的工作。

未来,中国的护士将一定能够与其他国家的护士并肩前进,而且我们有充分的理由相信,她们将为全球护理事业的发展做出自己独特的贡献。

三

随着护士人数的不断增加,大家感觉应该像为医生们成立医学会一样为护理人员建立一个行政组织。于是,在 1909 年,成立了中华护士会(NCA)。中华护士会主要有两个工作目标。首先,招募所有圆满完成护士培训课程的护士入会,不管是外籍还是中国本土的护士,通过加入全国性的护理行政组织来建立中国护士的职业地位。其次,中华护士会旨在维护前期已形成的中国护理——这一新兴职业的执业标准。这个目标主要通过以下措施来完成,包括标准化课程设置和入职执业考试,为在中华护士会登记注册的护士培训学校设定严格的办学要求,从而确保高水平的护士培训教育。

中华护士会的工作成绩是令人瞩目的。从 1909 年该组织只有几位会员,到 1920 年,大概已有 183 位外籍和 48 位中国本土护士注册加入;在中华护士会登记注册的护士培训学校有 52 所;150 名中国护士顺利通过考试,并获得了中华护士会颁发的毕业文凭。不仅如此,以往中华护士会每年都举行一次会议,现在每两年举办一次,这些会议的成功召开使得护理工作在全国范围内引起了越来越多的关注。1915 年在北京举行的中华护士会全国护理工作会议上,一份特殊的工作报告提交给了时任中华民国临时大总统的袁世凯。下面是这份报告的部分摘录:

目前,中华护士会会员主要由来自欧洲和美国的护士组成,然而她们正在全国各个省市的医院里积极从事培训本土护士和助产士的工作,所以中国本土护士的数量在逐年增加,而且中国护士必将逐渐在中华护士会居主要领导地位。中华护士会的外籍会员所做的工作就是为中国护理奠定坚实的基础,使得中国护理能够健康、科学发展,使中国的护士能够像其他国家的护士一样,得到应有的羡慕与尊重。

作为对报告的回复,蔡延干上将作为中华民国临时大总统的代表出席会议并做了讲话,他赞誉中华护士会会议为"发生在北京的具有划时代意义的大事",他在演讲中还说到:

"外籍医护人员打开了我们中国家庭一扇扇封闭的大门，激励我们的同胞走出家门，在国内、到海外学习并从事医疗卫生工作。医生们为疾病的治疗和预防制定方案，而护士们就是落实这些治疗、预防方案的重要力量。而且我本人孩子的生命就是由照护他的那些智慧、勤奋、技术精湛的护士们给的，我本人在身体欠恙时也得到了护士们无微不至的关怀。"

在另一届中华护士会会议上，天津陆军医学院院长、外科部主任全绍清(Ch'uan)出席会议并发表了令人鼓舞的演讲。在他的发言中，他风趣地说到：

"曾有人说，在中国，护理专业根本无法立足、发展，但那样的时代已经过去了。在这片古老的大地上，护士们已经向国人证明了护理工作的价值，并且中国护理正在茁壮成长。中国护士们，请保持你们那崇高的理想。一个被称作护士的人一定有良好的教育和教养，具备优秀的品质。怀着爱、信念和纯洁的心，继续前进吧，你们的未来是光明的。"（引自 Report of Conference of Nurses' Association of China, 1915, pp.13-15.）

任何关注中华护士会的人都一致认为护士们"拥有崇高的理想"，正如全绍清院长所强调的，他们制定了高标准的课程要求，学生们必须修满整整3年的培训课程（其实，在很多地方要求是4年）；之后护生们必须通过学业理论考试，解剖学、生理学、药学、内科和儿科护理、外科护理、眼科护理、妇产科、营养学、细菌学和急救课程考试；除此之外，还有绷带包扎和护理技术方面的操作实践考试。同时，中华护士会极力倡导、灌输护理伦理理念及其在临床各项工作中的实践，并鼓励护士们尽职尽责做好护理工作是对上帝最大的忠诚和致力于服务国民的最好方式。

中华护士会还做了其他一些重要工作，出版发行了一系列中国护理实践手册以及护理杂志季刊，翻译了一些著名的教科书，如《解剖和生理学》《护病新编》《护士接产须知》《细菌学初稿》等，另外还有一些书籍正着手翻译。

四

按照中国人的传统观念,护理患者应该是年轻妇女的差事,不过现在看来,有不少男护士也加入了这一行。至今,差不多所有的男性医院和综合医院的男性病房都是男护士在从事护理工作。当然,这种情况还会持续多久,是不可预知的,在一些较大的城市,人们对女护士护理男性患者的看法已经逐渐有所转变。在日本的医院里,护士主要是以女性为主,中华博医会也决定在北京所有新落成的医院中只雇佣女护士(可以招募男护理员),这些都会影响民众对于男护士的看法。很有可能在不久的将来,那些较大城市的医院都只雇佣女性护士。

与此同时,我们欣喜地看到一些有良好教育背景的男青年对学习护理很感兴趣,事实上,一些医院的护士长们对男护士更加青睐,他们认为相比较女护士来讲,男护士往往在选择这个职业时更加严肃认真,他们会把护理当作一个将从事一辈子的职业来对待。有数家医院正在培训一些这样的男护士,同女护士一样,他们在中华护士会登记注册,学习相同的课程(但会以泌尿生殖科替代妇产科的学习),考试也是完全相同的。在很多综合性医院的护士培训学校,男女护生会被安排在同一个较大规模的班级里一起学习。这说明,在过去的几年里,人们对男女同校学习的态度有了很大的改变,大家开始逐渐接受这种情况了。

对那些已经完成培训课程的男护士们来讲,找工作是一件比较容易的事情,通过运用在学校里学习到的理论和实践技能,他们中有些人在医院里工作,有些做医生助手。还有几个男护士在中国劳工组织安排下,远渡到了正处于战乱中的法国。

以往培训护理员的教会医院现在更愿意来培训男护士,因为在较短时间内,这些男护生就能驾轻就熟地承担起医院的所有日常工作。他们完成中华护士会规定的所有科目的学习,之后,就会获得护士执业证书。有了这些男护士的加盟,民众自然地就会弱化对这些医院缺乏有资质医生的关注与指责。

培训助产士,是在过去的几年里一些教会医院做的另外一件极有意义的工作。首先开展这项工作的医院中有一家是香港的爱丽丝纪念医院（Alice Memorial Hospital）。这家医院是由一位中国绅士为了纪念他的妻子在 1887 年建立的，后来人们把它逐步发展成为一家妇科医院。此后，其他地方也开始了助产士培训工作，特别值得一提的是杭州的梅藤更和九江的石美玉（Mary Stone）医生开展的相关工作。

据我们观察，在中国，孕妇在生产过程中通常要遭受极大的痛苦，而且妇婴死亡率也很高，这些在西方国家都很少见了。这其中最重要的原因就是那些没有经过训练的助产士用她们那无知而又危险的方法为产妇接生。所以，培养合格的助产士从而提供优良的接生技术是很重要的一个发展方向。人们热切期盼经过助产士培训学校的毕业生们加入到他们的医疗工作中，可以说这些助产士将来的发展前景是非常好的。

值得关注的现实情况是，目前中国现代护理的发展几乎完全是掌握在来自英国和北美的传教士护士以及在国外接受过护理培训的基督教华人手中。这是一份沉甸甸的责任，同时也是一个很好的机会。只有这些国家中培养出来的最优秀的护士才能够胜任作为中国护理奠基人、描绘中国护理未来发展宏伟蓝图的重任。在中国，护理专业行业标准将会在未来 10 到 20 年间得以完善，到那时，中国本土护士无疑将会成为他们自己职业的领导者。在这个时代到来之前，从全球护理领域内来讲，都极少有像中国这样的国家，能为那些在国外培养的优秀护士提供实现她们发展护理事业梦想和完善自我的绝佳机会。

第二节　将西医引入山东省会济南第一人——文璧

文璧（Jasper Scudder McIlvaine，1844～1881），是目前文献记载中最早到达济南的美北长老会牧师，虽然没有医科背景，但他在山东省现代医学发展过程中，起到了重要的推动作用。1868 年，24 岁的文璧只身来到中国，1881 年在山东济南因病去世。

1844 年 5 月 21 日，文璧出生在美国新泽西州的尤英（Ewing），兄妹 5

人，排行第二。1863 年毕业于新泽西大学，之后
在新泽西州布里奇（Bridgeton）学习 1 年。1864
年至 1867 年，他在普林斯顿神学院（Princeton
Seminary）学习 3 年并顺利毕业。次年即 1868 年
接受美北长老会派遣，于 1868 年秋抵达中国北
京。1871 年自愿来到山东，开始了在济南长达
13 年的艰辛工作。1878 年，他在自己的传教所
附近租房开了间诊所兼药房，时称"文璧诊所"，
主要为周围老百姓诊病和提供日常用药。他生
前一直致力于在济南建立一所医院，但未能如

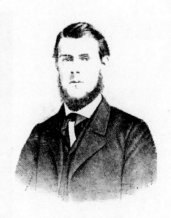

文璧

愿。在他去世后，聂会东等人遵照其生前遗愿，用其存款共计 5000 墨西哥元
于济南东关买了一块土地，在"文璧诊所"的基础上于 1890 年开工建立了一
所同时提供男、女住院部的医院。该医院以其姓氏命名，叫"文璧医院"
（McIlvaine Hospital），又称"华美医院"。这所医院后来成为山东基督教共
合大学（齐鲁大学前身）的附属医院——齐鲁医院（现山东大学齐鲁医院）的
一部分，时任院长聂会东医师曾专门撰文纪念。另外，聂会东在《1891～
1896 年美北长老会差会济南府医学工作报告》中着重介绍该院建立及运行
情况：

　　"……地皮和建造医院的费用总计 5000 墨西哥银元。在传教医师
　　李佳白（Gilbert Reid）的监督下施工，第一批建筑是主要作为药房使用
　　的，于 1892 年竣工；同年 8 月份，在另一位传教医师冯夏克（Van
　　Schoick）的领导下，医院开始正式接收患者。当我（笔者聂会东）于
　　1894 年从北美休假返回济南时，这些建筑都已修葺完毕。"

在学习汉语的过程中，文璧作了大量地方口语词汇积累、习语笔记等工
作，在此基础上撰写了《中国北方口语语法研究》（*Grammatical studies in
the Colloquial Language of Northern China*）这样的汉语语言学专著，这也
让他成为了外国传教士中为数不多的汉语言学家。

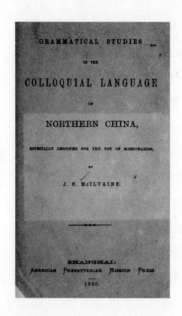

文璧著作《中国北方口语语法研究》

(*Grammatical studies in the Colloquial Language of Northern China*)

生前，他公开演说并发表撰文呼吁差会及民众应坚决抵制鸦片，指责在中国进行鸦片贸易是可耻的。1878～1879 年，山东出现严重的灾荒。灾荒之后粮食短缺、人口逃亡、生产停滞、社会动荡。根据他遗留下的家信和友人的纪念文章可以看出，在饥荒期间，他和当地人患难与共，不顾风险和困难，积极开展救助难民活动，无私地奉献自己的时间和资金帮助家门口的难民。饥荒最严重时，济南的难民达 10000 人。他全身心地帮助难民，为遭受困难、疾病的人们发放救济品。

虽然有丰实的积蓄和定期来自差会的经济补助，文璧牧师的生活仍然非常简朴，生活方式就像当地老百姓或者普通的教书先生一样，穿着朴素、饮食简单、住所不加装饰。由于对自己长时期的过于苛刻的要求，严重影响了他的身体健康状况。1881 年 2 月 2 日，在他尚不足 40 岁的时候，这位当地受灾老百姓眼中乐善好施的恩人，聂会东等致力发展山东乃至中国现代医学事业的医学传教士敬仰的前辈，因患急性肺炎在济南离世。

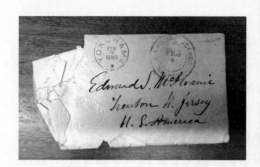
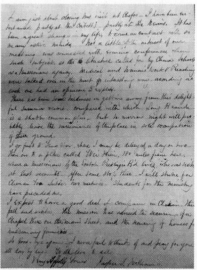

文璧在济期间与家人、友人来往书信

第三节　开启山东现代护理教育第一人——劳根

　　劳根(Margaret Logan),1908 年毕业于英国格拉斯哥皇家医院护士培训学校,毕业后在该院做了一年的护士。1909 年来到中国,1913 年被英国浸礼会由青州派到济南开展工作,她是济南医学院中第一个受过训练的护士。1913 年 9 月 29 日,从共合医道学堂教师会议上通过的决议记录中可以看出,大家衷心感谢劳根女士的到来,对她来济南履行护士一职表示诚挚的欢迎,并根据当时医院的情况制定了劳根女士的工作职责,主要包括以下四个方面:担任女性患者住院部的主管并培训那些潜在能胜任该部门护理工作的人员;医院所有女患者的护理有关工作,当然可能随时会分配给她一些需要特殊照护的病例;手术室的监管和所有外科敷料的准备;所有医院床单、床上用品等的管理。也就是说,她不仅负责所有女患者的护理,还要全面监管医院的护理管理、护理教育工作。劳根女士的到来对当时混乱、卫生状况极差的医院来讲是巨大的帮助和福音。这是因为,当时患者的护理者主要来自他们的亲朋好友,这些人负责病人饮食,留在医院照看患者。他们既不懂卫生，也没有营养知识，护理情况远不能令人满意，医生对他们是否能按照自己的要求去看护患者毫无把握。

劳根女士和医生们都意识到要改善这种情形，必须要有一批受过培训的护士来护理患者。于是，劳根女士开始定期对一个班3名年轻女性进行护理培训，这3位都毕业于青州府女子中学。她们和劳根女士在搬进医院新落成的宿舍前，就一直住在学院大楼顶层的两间房内。她们的学习和日常工作表现都很好，是医院工作人员很好的帮手。

巴慕德于1913年从山西来到济南，着手计划建立一所一流的医院，1914年动工兴建医院，1915年夏天新医院竣工。新医院即将完工，就迫切地需要训练有素的护士。劳根女士在中国教员的帮助下，向教会学校发出通知，并宣传护士这个职业在西方社会中的地位，拟招12名志愿者参加第一届护士班的学习，结果有40位高中毕业生报名。劳根女士从40人中挑选出12人，做新医院的第一批患者的见习护士，为患者办理入院手续，沐浴，值日夜班等，工作强度很大，接受一个月的磨炼和考验后，到月底时只有一人退出，而且这个空缺很快就被其他踊跃报名者填补了。劳根之所以这样做就是为了考验这些候选人，挑选出那些真正喜欢并愿意继续从事这份职业的护士。由于劳根女士在担任医院护理主管的同时需要对护士进行培训，任务繁重，鉴于此，各差会纷纷派遣受训护士来济协助她的工作。她们分别是英国浸礼会于1916年派遣的波拉德女士、美国洛克菲勒基金会发起成立的中华医学基金会于1914年派出的巴莎·狄克莱克女士（Bertha Dinkelacker）和爱菲·狄克莱克女士（Effie Dinkelacker）。其中，波拉德于1915年毕业于巴斯总医院，爱菲·狄克莱克和巴莎·狄克莱克分别于1911年和1912年毕业于卫理公会医院护士学校。随着师资力量的不断加强，山东基督教共合大学医科附设护士学校的招生人数和办学规模也不断扩大。根据当时女性不能照顾男性的情况，护校也招收一些年轻男性学习护理，他们大都认真学习，很好地体现了自己在照护患者方面的价值。1925年，劳根返国休假，而波拉德女士在此期间也因病休假，护校工作交由狄克莱克女士管理。

护士培训学校从1915年开始，学生数量逐步增加，到1924年已经达到40人，学制为期4年，所用教材是中华护士会所规定的。劳根女士在医院的时间比其他职工都要长，而且成功地建立了护士培训学校课程和管理制度，成为其他驻鲁护士学校的教学模板。据记载,该校毕业生不管是留在本院的还是到其他医院工作的,表现都非常出色。1929 年 2 月,劳根女士被调往周村复育院工作。

第四节　兼顾护理与幼儿教育的加拿大护士——苏紫兰

苏紫兰(Harriet Robina Sutherland,1859～1936),1859 年 4 月 20 日生于加拿大安大略省的科堡,是一名苏格兰裔加拿大长老会的女医学传教士,也是第一位来到中国的加拿大传教护士。

苏紫兰天资聪颖,自幼喜欢读书。上学期间,除了各门必修课,她还兼修师范课程。此外,她极有运动和绘画天赋,尤其擅长滑冰,曾多次在滑冰比赛中拔得头筹。苏紫兰的母亲勤劳善良、乐善好施,经常帮助周围贫困的人。这种品德深深影响了苏紫兰,她立志长大后成为一名护士去帮助那些病困者。于是,成人后她选择在多伦多(Toranto)镇一家著名的医院学习护理。学习期间,她勤奋努力,深受教职员工的喜爱,毕业后即留院做了护士。女监督司奈夫雷女士(Snively),是一位品行优良,博学多才之人,见苏紫兰是可塑之才,就把自己所积累的护理经验倾囊传授予她。使得她的护理技术进步很快,越发精进。

1888 年,受加拿大长老会的派遣,苏紫兰跟随加拿大第一批传教士包括 2 名医生在内的 7 人来到河南,后又去山东烟台学习官话。在学习官话期间,美国传教士郭显德的妻子(第二任妻子,尼克森女士)病重,苏紫兰在学习之余负责照看郭显德临终的妻子和他的孩子们。1889 年 2 月,苏紫兰来到山东 7 个月后,退出了加拿大长老会的女性外国传教会并与郭显德订婚,成为他的第三任妻子,随后她加入了美北长老会。

作为一名训练有素的护士,苏紫兰为教会的医学事业做了大量卓有成效的工作。1890 年,她在烟台毓璜顶开设药局,随后逐渐发展为诊所,为当时烟台教会的学生以及周边的妇女儿童诊治,这为毓璜顶医院的形成奠定了基础。随着医疗的发展,1913 年,美北长老会派遣稽尔思医生筹建医院,苏紫兰和他一起将先前的小诊所在地扩建成一所医院,命名为"毓璜顶医院",并于 1914 年 10 月开诊。这是当时烟台设备最先进、最完善的,在山东地区仅次于齐鲁大学附属医院的一座现代化医院。

随着工业化的发展,烟台的工厂逐渐增多,就业的妇女也越来越多,但是恶劣的工作环境严重影响了她们的身体健康。而那些工厂主根本不顾及这一境况。面对这种情况,苏紫兰组织卫生人员进工厂宣教环境污染的危害及如何防护,呼吁资本家改善工作环境,并要求及时给工人们看病。这些举动,不仅保护了工人的身体健康,而且客观上也使得工作效率得到大幅度提升。资本家看到了对他们有利的一面,所以逐步从不理解到非常赞同她的做法。在当时,人们一致认为苏紫兰这种致力于改善女工工作环境、健康状况,同时提高工作效率的理念是积极的、先进的。

苏紫兰虽然没有学习过幼儿教育,但为了孩子从小就能受到良好的教育、养成良好的认知习惯,她于1900年在毓璜顶创办了烟台的第一所幼稚园,亲自教授。并请王介石女士为教员,又请连周月及张隋爱苓为助教,除游戏唱歌之外,还学习各种柔软体操,并稍微教授识字读书,以训练幼儿的记忆力。后又在锡裴恩及稽尔思二位捐助下在毓璜顶东南坡建新校园,每个学期大概招收六七十名学生。后来因为工作繁忙,遂委托幼教专家梅甦善女士(Miss Susan Eames)管理幼稚园。梅女士还于1919年开设了师范培训班用以培养幼儿园师资,是当时烟台最早的幼儿园师范学校。

苏紫兰一生为郭显德生育了4个孩子,两男两女。特别值得一提的是,她的小女儿嫁给了后来曾当过齐鲁医院院长的著名皮肤病专家、山东省麻风病学的奠基者、著名皮肤病专家尤家骏的老师——美国传教医师海贝殖(Leroy Francis Heimburger)。其小女儿于1930年离世,遗下的4个儿女均由苏紫兰抚养成人。

1920年1月,其夫郭显德在烟台去世,1936年苏紫兰在上海去世。其与女儿(Alice Margaret Corbett)及丈夫郭显德均葬于毓璜顶北坡的美国公墓。

苏紫兰是一位传奇的女子,她毕生都在行善事,把帮助他人当作快乐的事,心中充满恩惠慈爱。她是烟台教会医院和幼儿园的创始者,为医院和幼儿园的发展奠定了基础。

第五节　麻风患者的人间天使——道德贞

道德贞（Alma B. Dodds，1881～1978），又名
道阿玛，1881 年出生在美国伊利诺伊州东北部
的惠顿，毕业于惠顿中学。她是惠顿第一个长老
会的创办人，是美北长老会女医师。1910 年秋，
道德贞以护士的身份来到山东登州，1912 年离
开登州到达山东西部的滕县。在滕县定居的 30
年间，道德贞女士秉持博爱济人，无私奉献，尽
心尽力的基督精神，先后创办了孤儿院、华北医
院、麻风病院等医疗慈善机构，毕生操劳，终身

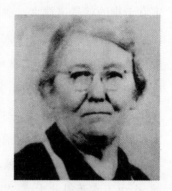

道德贞

未婚。道德贞女士用行动证明了对中国及中国人民的热爱。

　　1913 年，基督教美北长老会建立滕县最早的西医医院即福音医院，由道
德贞负责，医院后更名为华北医院。20 世纪早期，由于生活贫困和较差的医
疗条件，山东的麻风病发病率较高。由于麻风病传染性强，患者常遭家人抛
弃，受社会歧视，处境十分悲惨，而当时的滕县是麻风病的高发区。1918 年，
在美北长老会和时任滕县商会会长徐文湧等人的支持下，道德贞创办了鲁
南、苏北地区第一所麻风病医院，医院建筑面积为 1502 平方米，由英国伦敦
万国麻风救济会和加拿大麻风救济会负责定期供给经费，这在山东省内是
第一家，也是规模最大、收治病人最多的麻风病医院。医院建成后，道德贞
亲自把流落荒野的麻风患者接到医院，为病患擦拭伤口，给予无微不至的照
料。在她的不断努力下，1923 年，麻风病院的业务由基督教华北医院兼管，
齐鲁大学毕业的于道荣等医护人员会定期到麻风病院巡诊，华北神学院的
道雅伯教授和教会的张崇道牧师等经常到麻风病院讲道，为减轻患者的精
神痛苦与折磨做出了贡献。同年，道德贞又建立了一所女麻风病院，也称为
"滕县基督教女孤贫院"。道德贞等人不辞辛劳地细心照料，使得饱受麻风
病折磨的广大百姓重新燃起了生的希望，并能有尊严地度过余生。

1935 年夏,滕县麻风病院的病患们为感恩道德贞等的救助,自发筹集善款在麻风病院内设立"癞感救恩"石碑,石碑的背面为由著名乡绅、书法家黄以元为道德贞等书写的碑文,即《道女士、张长老、道牧师纪德碑》。其中的道女士指的就是道德贞。碑文如下:"天下苦人,吾等为最。贫矣而病,病矣而麻风,形既可丑,气难触人,人纵怜吾,而吾已拒人于千里之外,夫何望哉!美国道德贞女士,哀吾之贫而病也,饮食之,衣服之,医药之;哀吾之易于传染也,宏其宇,净其地,洁新其床被,使吾聚于一处而不复与人接近;哀吾之无依也,举安邱张瑞春长老为院长,经纪之,训诲之,而张长老风雨寒暑昼夜无稍间,数十年如一日;哀吾之体有养而灵无以培也,举美国道雅伯牧师祈祷研经,而道牧师口讲指画,务为道吾于重生称义成圣之地。是吾不幸于前,今由不幸而得此大幸,岂非上帝之特恩哉!虽然,道女士、张长老、道牧师之尽心尽力尽意尽志,而吾等不能生死忘也,爰立碑以纪之。滕邑男女麻风院养病者全体醵金立。中华民国二十四年夏月,邑人黄以元敬书,时年六十有五。"①从碑文中,我们可以深切地感受到道德贞等人无私奉献的高尚品德,也能深深体会到滕县百姓对道德贞等人的敬仰和感谢。

日本人发动侵华战争初期,道德贞作为美国公民多次被占领滕州的日军威胁"非常时期,不能保证她的人身安全"而劝其离开中国。1939 年左右,道德贞到南京为麻风病人筹款时再次收到日本人的劝离警告。1941 年底,太平洋战争爆发,美日关系恶化。1942 年 4 月前后,包括道德贞在内的在滕县的美籍传教士被关押至潍县集中营,即将遣返回国。麻风患者得知道德贞要离开后,连夜为她赶制出一件"百衲衣",衣服的每一片布条上都写着一位麻风患者的名字,以此来表达对道女士的不舍之情。道德贞离开中国后,当地几位绅士遵照她的嘱托,用她之前四处奔波筹集的善款买下医院附近的大片土地,用租金维持麻风患者的治疗和生活开支。这一状况一直持续到中华人民共和国成立前。人们说,绅士们是在用自己的实际行动来表达对道女士的尊敬和感激。

---

① 李红:《滕州"北大洋楼"的百年沧桑》,http://www.tengzhou.com.cn/article-56306-1.html。

　　1942 年，道德贞乘客船回到家乡后，依旧惦念着中国人民的命运，之后她在芝加哥大学附近成立中国研究生中心，帮助就读于此的中国留学生。1949 年，她在家中为中国学生组建了专门的教会，50 年代中期，芝加哥大学收购了她的房子后中国研究生中心停止运行。1978 年，她在美国家中去世。

　　道德贞一生为藤县百姓祛除病痛而操劳，是她为挣扎在死亡边缘的藤县百姓带来了生的希望，她用最切实的行动为中国人民带来了无限温暖。近百年来，滕县一直传扬着道女士扶弱济困的感人事迹。2008 年 7 月，麻风病医院建筑被确定为市级重点文物保护单位，2013 年，滕州市决定对原麻风病医院进行修复，于 2015 年 6 月竣工，主楼面貌如初。修缮后的主楼坐落在滕州市弘道公园内。（以下图片由谭然提供，2018 年拍摄于滕州市弘道公园内）

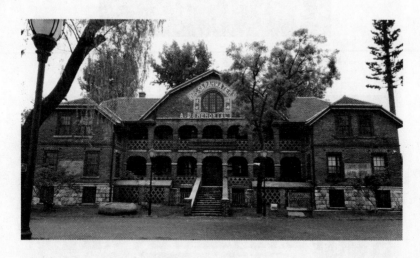

原藤县麻风病院主楼

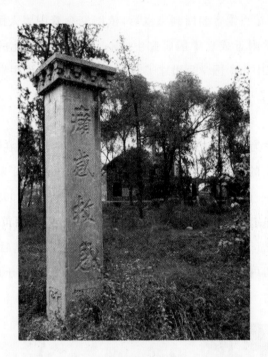

"癫感救恩"碑

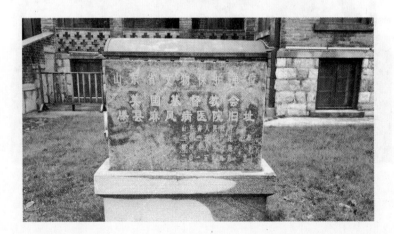

主楼前石碑

第六节　山东省第一位护理学博士研究生导师——娄凤兰

娄凤兰,1951 年出生,汉族,山东省胶州
人,中共党员,教授,博士研究生导师。1974 年
毕业于山东医学院,从事护理管理和护理教
育教学与研究工作,主要研究方向为护理心
理学、危重症护理学、老年护理学。曾任山东
大学护理学院院长、中华护理学会灾害专业
委员会副主任委员、全国高等护理教育学会
华东地区分会副理事长、山东省护理学会副
理事长、山东省护理教育专业委员会主任委
员,现任全国医学教育学会护理教育分会副
理事长。

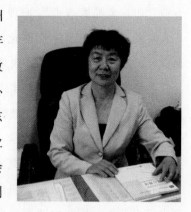

娄凤兰

娄凤兰教授于 2000～2016 年担任山东大学护理学院院长期间,不断思
考和探索学院的发展方向,坚持推进学校全方位开放式的发展战略,通过师
生海外交流、举办和参加国际会议、科研合作等多种形式提升学院的竞争力
和影响力,使"高度国际化"成为学院发展的重要途径与方式,也成为山东大
学国际合作与交流工作的成功典范之一。在她的带领下,2001 年,山东大学
护理学院开始招收护理硕士研究生,成为山东省首家招收护理硕士研究生
的高校。2003 年,娄凤兰教授被遴选为护理硕士研究生导师,成为山东省首
批护理硕士研究生导师之一。2004 年,山东大学护理学院招收首届护理博
士研究生,2009 年,她成为山东省首位护理博士研究生导师。与此同时,护
理学院经卫生部正式批准成为国内首个批准申请加入世界卫生组织护理协
作中心的单位,并与世界上十几所知名的护理院校建立了国际合作与交流
关系。

她非常重视教学质量,始终认为学生培养质量是学院生存和发展的关
键之一。为提高教学质量,她主编教材 7 部,国家"十一五"规划教材 2 部。

以她为负责人的《护理学基础》《护理心理学》课程分别于 2007 年、2009 年被评选为国家级精品课程,护理学院成为国内护理专业院校唯一有 2 门国家级精品课程的学院。在她的带领下,山东大学护理学专业被评为"国家级特色专业""山东省品牌专业",护理学院获评"省级实验教学示范中心""教育部一类实验室""山东大学标准化实验室"。学院的双语课程、多媒体课件、通选课在教学中都取得了良好效果。

娄凤兰教授非常重视人才培养,鼓励学院教师在职攻读学位,鼓励并努力创造机会让教师通过留学进修、短期国外学者访问、赴境外参加国际学术会议及科研合作等方式进行学习交流,紧跟国际发展前沿;重视培养"双师型"教师("双师型"教师是指既有高校教师资格证书,又有护士职业资格证书的教师),建立了学院教师进临床实践制度;她从多所海外知名高校聘请高水平人员作为研究生兼职导师,将学校要求的博士生双导师制扩展到硕士研究生,大大改善了师资队伍的结构和素质,形成了一支年富力强、极具发展潜力的教师队伍。为营造良好的育人环境,她还努力争取学校的支持并多方筹措资金,建立了护理学院教学实验大楼,使学院成为国内为数不多的拥有现代化装备且具有独立教学楼的护理学院之一,大幅度改善了教学条件。

娄凤兰教授在重视教学工作和服务社会的同时,积极鼓励和引导学院的教学和科研发展。在她的努力下,学院在国家自然科学基金资助、科研总经费和课题总数上都实现了前所未有的突破。她本人承担国家级、省部级、校级以及与韩国、英国、瑞典、中国香港等国家和地区的合作课题 10 余项,在国内外杂志上发表论文 70 余篇,其中 SCI 论文 30 余篇,在国内外护理学领域均有较高影响力。

因工作能力突出,娄凤兰教授曾获省部级以上奖励 5 项,并多次荣获山东大学"三八红旗手""十大女杰",省、校"优秀共产党员"等荣誉称号,为山东省乃至全国护理教育事业发展做出了突出贡献。目前,娄凤兰教授仍积极奋战在护理教学与研究工作岗位上,教书育人,为提高护理的地位和作用,增强护士在 21 世纪卫生挑战中发挥重要作用而不懈努力着。

参考文献

一、专著

[1]阿尔图罗·卡斯蒂廖尼著,程之范等译.医学史[M].南京:译林出版社,2014.

[2]洛伊斯·N.玛格纳著,刘学礼主译.医学史[M].上海:上海人民出版社,2017.

[3]郭娇.中医药学概论[M].北京:中国医药科技出版社,2015.

[4]徐潜.传统中医理论[M].长春:吉林文史出版社,2013.

[5]高鹏翔.中医学[M].北京:人民卫生出版社,2013.

[6]顾长声.传教士与近代中国(增补本)[M].上海:上海人民出版社,1991.

[7]熊月之.西学东渐与晚清社会[M].上海:上海人民出版社,1994.

[8]潘孟昭.护理学导论[M].北京:人民卫生出版社,1999.

[9]李秀华.中华护理学会百年史话[M].北京:人民卫生出版社,2009.

[10]秦家懿.中国宗教与基督教[M].北京:三联书店,1997.

[11]山东省益都卫生学校志编纂委员会.山东省益都卫生学校志[M].济南:山东大学出版社,2005.

[12]山东省卫生史志编纂委员会.山东省卫生志[M].济南:山东人民出版社,2010.

[13]山东医科大学史志编委会.山东医科大学史志[M].桂林:广西师范大学出版社,1991.

[14]山东大学百年史编委会.山东大学百年史(1901-2001)[M].济南:

山东大学出版社,2001.

[15]德州地区卫生志编纂委员会.德州地区卫生志(1840-1985)[M].天津:天津科学技术出版社,1991.

[16]Wang Chi-min WL. The History of Chinese Medicine[M]. Shanghai: National Quarantine Service,1936.

[17]Grypma S. Healing Henan: Canadian Nurses at the North China Mission, 1888-1947 [M]. Vancouver: University of British Columbia Press,2008.

[18]Balme H. China and Modern Medicine: A Study in Medical Missionary Development[M]. London: United Council for Missionary Education, 1921:134-153.

二、期刊文章

[1]丁晓霞.内经中的护理思想初探[J].陕西中医学院学报,2001,24(2):9-10.

[2]陈华,徐桂华.《伤寒杂病论》对中医护理学发展贡献[J].辽宁中医药大学学报,2013,15(11):133-135.

[3]陈华,王秋琴.宋金元时期中医护理的发展[J].内蒙古中医药,2014,33(25):98-99.

[4]李成文.宋金元时期中医学发展特点及其对后世的影响[J].中国医药学报,2003(3):133-135.

[5]古中元.《侍疾要语》——最早的中医护理专著[J].现代养生,2011(20):61.

[6]颜贇.近代上海西医的传入及其活动——基督教活动刍议[J].医学与社会,2008(4):8-10.

[7]李传斌.近代来华新教医学传教士的西医译、著[J].中华文化论坛,2005(1):117-121.

[8]何小莲.略论晚清西医的文化穿透力[J].社会科学,2003(3):

104-109.

[9]郝先中.清末民初中国民众西医观念的演变与发展[J].史学月刊,2010(8):115-120.

[10]秦永杰,王云贵.传教士对中国近代医学的贡献[J].医学与哲学(人文社会医学版),2006(7):59-60.

[11]吴琪.伟大女性南丁格尔[J].科学大观园,2011(4):54-55.

[12]张艳.南丁格尔和她的护士学校[J].护理研究,2007(8):750-751.

[13]刘燕萍.麦克奇尼:中国近代护理先驱[J].当代护士,1996(12):13.

[14]刘燕萍.外籍护士对中国近代护理的作用与影响[J].1996,(2):34-35.

[15]甄橙.美国传教士与中国早期的西医护理学(1880-1930年)[J].自然科学史研究,2006,25(4):355-364.

[16]张德明.英国浸礼会近代在山东活动及影响[J].兰台世界,2009(13):54-55.

[17]彭益军.齐鲁大学与近代山东医学教育[J].山东医科大学学报(社会科学版),2000(3):59-62,67.

[18]吕军,曹英娟,卜丽娟,等.齐鲁现代护理探源及几点思考[J].中国医学伦理学,2017,30(6):773-777.

[19]姜安丽.21世纪护理教育发展现状及我国护理教育面临的挑战和发展策略[J].解放军护理杂志,2004,21(12):1-3.

[20]曹竹平.关于护理教育的讨论[J].中华护理杂志,1981(3):98-102.

[21]Grypma S. Healing Henan Canadian Nurses at the North China Mission, 1888-1947[J]. Canadian Bulletin of Medical History, 2008,17(4):219-220.

[22]Neuhauser D. Florence Nightingale gets no respect:As a statistician that is[J]. Health Care, 2003,12(4):317.

[23]Shantung University[J]. Can Med Assoc J, 1926,16(4):422.

三、学位论文

[1]马光霞.处境与发展——民国初年基督教在华医疗卫生事业述论(1912-1927)[D].济南:山东大学,2008.

[2]钱希娜.近代美国公理会在山东活动历史考察[D].济南:山东师范大学,2013.

[3]李慧.不同层次护理专业教育的比较研究[D].乌鲁木齐:新疆医科大学,2010.

[4]赵海涛.美国在烟台的传教事业[D].济南:山东师范大学,2007.

[5]夏红.山东基督新教传教方式之考察[D].济南:山东大学,2007.

[6]王妍红.近代美国北长老会在山东活动的历史考察[D].济南:山东师范大学,2009.

[7]刘春华.基督教新教传教士与近代山东西医科学(1860-1937)[D].济南:山东师范大学.

四、电子资源

[1]信宝珠——中国护士会之母.http://www.fjxiehe.com/yq/yqcontent.jsp? ssid=4443.

[2]美国公墓.http://www.ytqianxian.com/forum.php? mod=viewthread&tid=63978& page=1& authorid=23649.

[3]赵曰北.道德贞与滕县麻风病院.http://blog.sina.com.cn/s/blog_51c9028f0102vlnv.html.

[4]李红.滕县"北大洋楼"百年记忆.http://sjb.qlwb.com.cn/qlwb/content/20141106/ArticelB02002FM.htm.